U0257121

老年护理指南

Laonian Huli Zhinan

黄　琴◎著

学林出版社

总 序

以专业化发展谱写新时代上海民政工作新篇章

上海市民政局党组书记、局长　朱勤皓

中国特色社会主义进入新时代。全国第十四次民政会议期间，习近平总书记对民政工作作出重要指示：民政工作关系民生、连着民心，是社会建设的兜底性、基础性工作。各级民政部门要加强党的建设，坚持改革创新，聚焦脱贫攻坚，聚焦特殊群体，聚焦群众关切，更好履行基本民生保障、基层社会治理、基本社会服务等职责。习近平总书记的指示精神，为新时代民政工作发展提供了基本遵循，要牢固树立以人民为中心思想，扎实做好社会救助、社会福利、社区治理、社会组织、社会服务等各项民政工作，不断提升人民群众的幸福感、安全感、获得感。

上海海纳百川、追求卓越、开明睿智、大气谦和。新时代上海城市发展肩负着加快建设"五个中心"、卓越全球城市和具有世界影响力的社会主义现代化国际大都市、继续当好改革开放排头兵、创新发展先行者的历史使命，民政民生工作面临着加快发展和高质量发展的现实要求。上海城市经济发达、法制健全、人均收入水平和城市文明程度较高，人民对美好生活的向往更加强烈和多元；同时，外来人口大量集聚、城市建设和管理

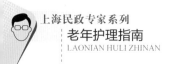
情况复杂、户籍人口老龄化、高龄化态势明显，社区治理、养老服务等领域长期面临较大压力。特别在当前信息技术革命快速推进的新的历史条件下，上海民政部门需要以格物致知的智慧和革故鼎新的勇气，坚持自我革新，优化顶层设计，细化工作落实，以制度创新、管理创新、服务创新应对新情况、新形势、新挑战。

民政工作直接面向群众需求，具有鲜明的政治性、法治性、社会性和服务性，做好新时代的民政工作，推进民政工作专业化发展势在必行。民政工作专业化发展内涵丰富，就是要以习近平新时代中国特色社会主义思想为指导，坚持创新、协调、绿色、开放、共享的发展理念，努力推进民政民生政策更加公平，民政社会管理更加精细，民政公共服务更加广泛，在经济社会协调发展和社会治理体系与治理能力现代化进程中发挥积极作用。聚焦人才队伍和能力建设，注重专业知识和技能积累，是上海民政工作长期坚持的一个重要工作经验，也是助推新时代上海民政工作专业化发展的一个重要法宝。通过长期努力，上海民政系统涌现出一大批工作能手、业务骨干和实干专家，他们干一行、爱一行、钻一行、成一行，体现了民政工作专业化发展的精神内涵，形成了良好的工作示范。为此，我们专门组织编写"上海民政专家系列"丛书，进一步推广民政工作专业化发展的理念和经验，形成高质量的理论和实践积累。绳短不能汲深井，潜水难以负大舟。我们期望，在专家的示范引领下，能够有更多的民政人"成才、成名、成家"，不断提升新时代上海民政工作专业化发展水平，这是时代之需，更是时代机遇。我们坚信，在习近平新时代中国特色社会主义思想的指引下，民政部门将始终把人民群众对美好生活的向往作为奋斗目标，通过高标准服务、高质量服务，让更多群众共享上海改革发展的成果，不断提升人民群众的获得感、幸福感和安全感。

2019 年 7 月

前　言

养老护理工匠的"心"旅途
——"全人照护"理念

1962 年，莫提梅艾德勒博士在加拿大蒙特利尔年会的职场会议上发表演说时，提出了"全人"的概念，他认为人们要重视"生活的各个层面，关注生命的每一分每一秒"。后来，全人委员会规范了相关的理论体系，并在 1992 年草拟了一份"全人"的定义：全人是尽毕生之力，使生活的各个层面达成平衡与和谐，并持续发展完整的潜力。

所谓的全人，就是主张"人"应当是一个整体，不应被切割开来。全人理论在老年护理中的应用主要是强调一种系统的整合的视角，运用全人理论对老年人实施照护，以实现老年人身、心、灵三者的健康，达到全人健康的状态。

黄琴作为一名有着 27 年工作经历的养老护理员，一路走来，不断积累和沉淀丰富的临床护理经验，始终强调将"全人照护"模式应用于老年护理中，即通过养老护理员对老年人日常生活全方位个性化的照护，医护人员提供医疗、保健、宣教等全方位健康的关注，社工师提供心理、娱乐、团康等全方位的精神支持，康复师提供物理作业治疗、康复器具使用等全方位的康复疗法，

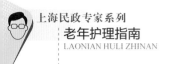
探讨并形成了以照护对象—老年人为中心，给予从生理、心理、社会、精神、康复五方面的全人照护。全人照护规范了养老护理从业人员的行为规范，从细节上加强了与老人的沟通交流，延伸了护理服务的内涵，深化了以人为本、老人第一的服务宗旨，满足了不同层次老年人的需求，进一步提高和完善养老护理服务模式。

CONTENTS

目　录

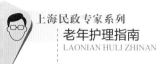

第一章　日常护理贵在坚持

第一节
清洁护理你做到位了吗

(一) 口腔清洁

对于高热、口腔疾病、鼻饲、昏迷等生活无法自理的老年人，需要照护人员帮助完成口腔清洁，以保持老年人口腔卫生，舒适，防止口臭，增进食欲，并通过操作过程中对口腔粘膜，舌苔的变化和特殊气味的观察，及时发现问题，有利于医护人员及时处理。

关键知识点

◎老人的体位

坐位（最佳）；卧床老人头偏向一侧，再将床头抬高30°。

◎擦拭顺序原则

由上至下，由外侧面至内侧面，由对侧至近侧。

◎擦拭手法原则

牙内、外侧面：纵向擦拭；
牙咬合面：螺旋擦拭；
颊粘膜：倒"C"形擦拭；
硬腭及舌面："Z"形擦拭。

◎义齿浸泡液的选择

冷开水或义齿专用浸泡液；
勿使用酒精、热水，避免造成义齿变形。

◎昏迷或意识不清的老人禁止漱口，以防误吸。

◎老人口腔有疾患时，遵医嘱给予用药。

所需物品

海绵头牙刷或长柄棉签　　冷开水　　温开水　　专用漱口液　　0.9%生理盐水　　毛巾　　吸管　　弯盘　　压舌板　　手电筒　　石蜡油（按需）　　短棉签　　纱布

口腔擦拭顺序

擦拭前

核对老人、询问老人情况，做好解释取得老人配合；
环境准备：空气清新、环境整洁、无打扫；
洗手、戴口罩。

擦拭中

助老人取舒适体位，头偏向操作者，抬高床头30°，下颌铺毛巾，置弯盘；
湿润口唇→漱口→检查口腔（有义齿的取下，流动水清洗干净，冷开水中浸泡备用）→嘱咐老人咬合上下牙→对侧上下牙外侧面（由磨牙至门牙）→近侧上下牙外侧面（由磨牙至门牙）　嘱咐老人张开嘴→对侧上牙内侧面（由磨牙至门牙）→咬合面→对侧下牙内侧面（由磨牙至门牙）→咬合面→对侧颊粘膜→近侧同对侧→硬腭→舌面→舌下系带。

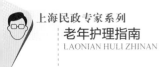
擦拭后

　　检查口腔内是否有遗留物→再次漱口→有口腔疾患者根据医嘱涂药→擦拭口角→为老人佩戴义齿→取舒适体位→清点棉签。

◎ **操作视频：**见光盘（01 口腔清洁）

 实例分享

　　杨奶奶，85 岁，脑卒中后遗症，长期卧床，神志清，右侧肢体瘫痪，日常生活靠护理人员帮助完成，老人近日因消化道出血医嘱给予禁食禁水，老人口唇干裂，舌下粘膜出现溃疡。今天清晨由护理员小黄为老人做口腔清洁。

操作前 态度柔和，语言恰当，取得老人配合，备齐用物，携至老人床旁
体位准备：床头抬高 30° 左右，协助老人面转向小黄。

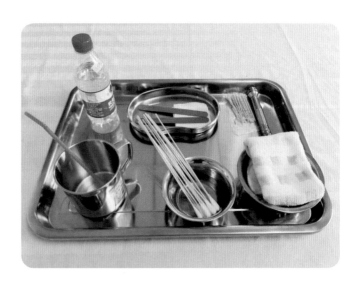

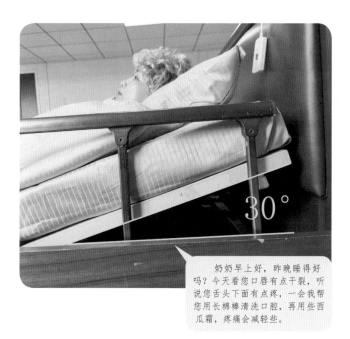

奶奶早上好,昨晚睡得好吗?今天看您口唇有点干裂,听说您舌头下面有点疼,一会我帮您用长棉棒清洗口腔,再用些西瓜霜,疼痛会减轻些。

在下颌处垫上毛巾(或纸巾),用长棉棒蘸取生理盐水湿润口唇,协助温水漱口,用手电筒和压舌板检查老人的口腔情况。

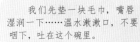

我们先垫一块毛巾,嘴唇湿润一下……温水漱漱口,不要咽下,吐在这个碗里。

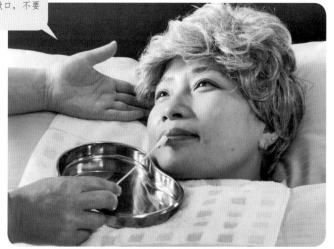

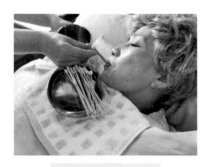

给老人漱口

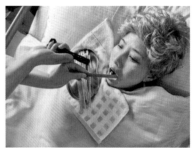

给老人检查口腔

操作中 按照顺序用蘸取生理盐水的长棉棒为杨奶奶擦洗牙齿、牙龈及口腔粘膜。

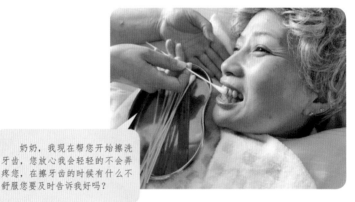

奶奶，我现在帮您开始擦洗牙齿，您放心我会轻轻的不会弄疼您，在擦牙齿的时候有什么不舒服您要及时告诉我好吗？

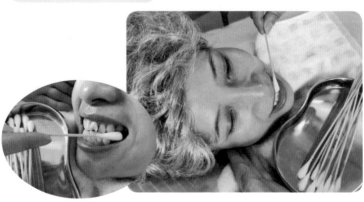

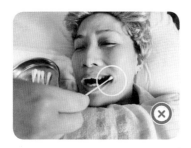
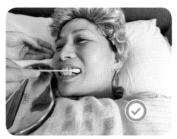
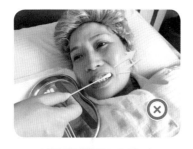
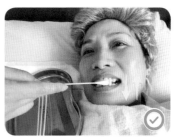

对侧上下牙外侧面（由磨牙至门牙）—近侧上下牙外侧面（由磨牙至门牙）—嘱咐老人张开嘴—对侧上牙内侧面（由磨牙至门牙）—咬合面—对侧下牙内侧面（由磨牙至门牙）—咬合面—对侧颊粘膜—近侧同对侧—硬腭—舌面—舌下系带

操作后 擦洗完毕再次检查口腔内是否有遗留物，是否已经擦洗干净，再次协助漱口。根据老人口腔粘膜情况涂药。

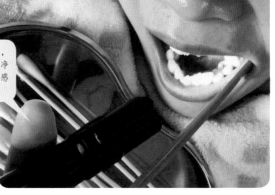

奶奶我帮您牙齿擦洗好了，您把嘴张开……已经擦洗干净了，舌下有个溃疡，怪不得您感觉很疼。

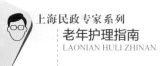

奶奶我再帮您漱漱口。

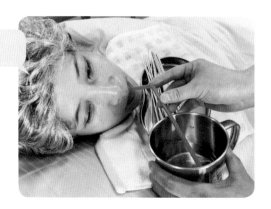

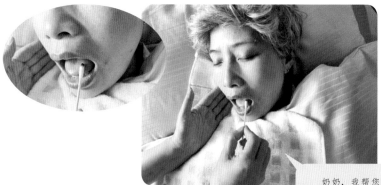

奶奶，我帮您涂些西瓜霜，这个药有些苦，但效果很好，涂几天就会好。

TIPS 工匠小贴士

- 无法配合张口的老人，准备一端包裹纱布的压舌板，宜从第二臼齿间放入，便于张口且不损伤牙龈。
- 海绵牙刷或棉签只需蘸湿 2/3，以免造成操作过程中的呛咳和误吸。
- 擦拭硬腭及舌面宜取前 1/2 或 1/3，避免因擦拭过深对咽喉部刺激引发恶心。

（二）手、面部清洁

保持老年人手部和面部清洁、无异味，让汗腺、皮脂腺分泌物排出畅通，老人清洁舒适。

关键知识点

◎ 清洁手面部时，注意水温、防止烫伤。

◎ 清洗挛缩或关节僵硬手指时，动作要轻柔，顺势操作，避免损伤老人手指，各指缝间、指甲处和手掌间要清洗干净并擦干。

◎ 眼屎或鼻屎干燥不宜擦除时，应用棉棒沾温水将眼屎、鼻屎软化后轻轻擦除，避免用毛巾强行擦拭造成皮肤黏膜的损伤。

所需物品

脸盆　　毛巾　　小毛巾　　浴巾　　温水（40—45）℃　　润肤露或滑石粉　　自制手指分隔握力具

操作步骤

（以卧床老人为例）

`清洁前`

询问老人情况，取得老人配合；
关门窗、调室温、洗手。

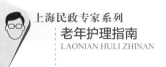
清洁中

◎ 洗脸

老人取仰卧位。盆内准备 2/3 满（40—45）℃的温水，放入毛巾。解开衣服最上面纽扣，毛巾围于老人颈部，绞干毛巾二次对折后嘱老人闭眼，用对折后小毛巾的四个面擦拭（内眦—外眦—眉毛—额头—鼻翼—面颊—下颌—耳后—颈部），擦拭二次（擦干净为宜），涂上润肤乳，撤去毛巾扣上纽扣整理上衣。

◎ 洗手

助老人取侧卧位（或健侧卧位），老人衣袖上卷至肘部，将装有 2/3 满（40—45）℃温水的脸盆放于防水单上，把老人的手放于脸盆内逐一清洗（手心—手背—指缝），如果手指挛缩，将手浸泡在温水中逐一将手指轻缓地分开清洗干净，用干毛巾擦干，必要时用干净的纱布条分隔开手指，保持手掌和指缝间干燥。（见图 1-1-1）

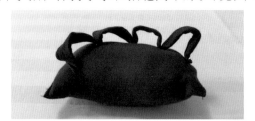

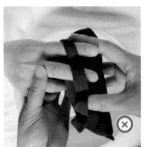
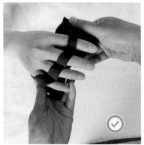

（图 1-1-1）

清洁后

老人体位安全舒适、整理衣物、开窗通风（避免老人受对流风）、保持居室空气清新，操作者洗手。毛巾、脸盆等用物每次清洗每周消毒一次。

◉ **操作视频：**见光盘（02 手部清洁、03 面部清洁）

 实例分享

杨奶奶，85 岁，因脑梗后右侧肢体偏瘫，右手指挛缩变形，五指握拳状态，不能自行分开，指缝间因潮湿有湿疹。今天由护理员小黄为老人提供手面部清洁照护。

操作前 备齐用物，携至老人床旁。

老人准备：了解老人情况，做好解释，老人取坐位或卧位，体位舒适、安全。

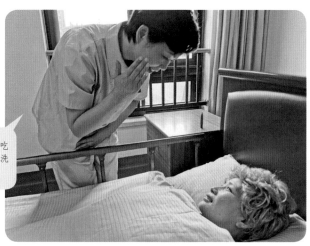

奶奶，我们准备要吃早饭了，我帮您擦个脸洗个手好吗？

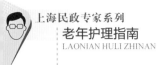
操作中 盆内准备好（40—45）℃的温水，依次为老人洗脸、洗手，观察老人手面部皮肤情况，对于失语老人，同时观察老人面部表情，判断老人舒适度。

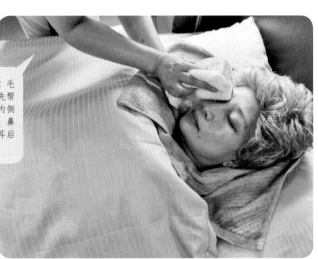

奶奶准备洗脸了哦！毛巾我用温水洗过了，我先帮您把脸擦一下，眼睛从内侧到外侧、再擦眉毛额头、鼻翼、面颊，奶奶很棒，耳后和颈部我也帮您擦。

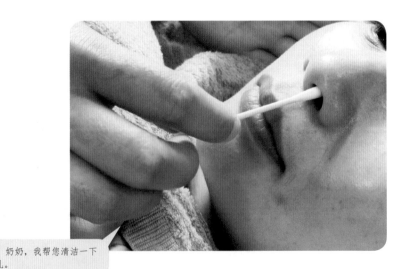

奶奶，我帮您清洁一下鼻孔。

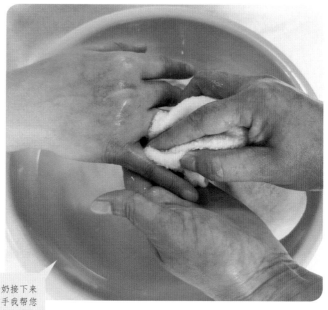

脸洗好了，奶奶接下来我们要洗手了，右手我帮您先泡一下，您要放松，我帮您轻轻分开每个手指，把手指缝和手掌也清洗一下，您看都有湿疹了。

毛巾起保温作用

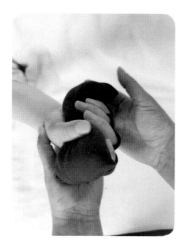

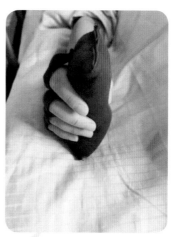

今天给您带上我们做的"手指分隔握力具"，可以使您的手掌和指缝间保持干燥，带上感觉舒服吗？

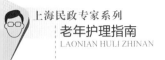

操作后 擦洗完毕后检查老人眼角、嘴角、手指甲等部位是否擦洗干净。根据季节为老人使用润肤乳液。

> 奶奶皮肤有点干，我给您涂点润肤露会感觉舒服许多，您先休息一会，我去给您倒杯水，好吗？

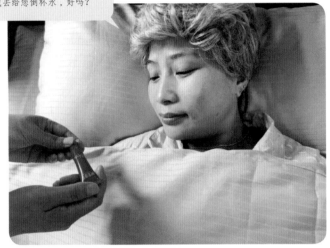

TIPS
工匠小贴士

· 老人手指挛缩无法将指间的水分擦拭干的情况下，可以用吹风机的冷风档把手掌和指缝间吹干，再使用干净干燥的纱布条（或手指分隔垫）夹于手指缝间，避免皮肤长期潮湿引发皮损或感染。

（三）指（趾）甲修剪

经常修剪指（趾）甲，保持老人仪表清洁，防止老人指（趾）甲变形或因嵌甲而引起甲沟发炎。

关键知识点

◎修剪前，宜用温水浸泡，指甲变软便于修剪。

◎修剪后的指甲长短与指端平齐，指甲边缘光滑，不可有毛刺，以免皮肤损伤。

◎手指甲圆剪，脚趾甲平剪。

◎修剪指甲和趾甲的工具宜分开，每次修剪后修剪工具应消毒擦干备用。

所需物品

毛巾　　脸（脚）盆　　温水（40—45）℃　　指甲钳　　纸巾　　锉刀　　浴巾　　乳液

操作流程

修剪前

询问老人情况、满足老人需求，取得老人配合；

环境准备：光线明亮、环境整洁安静、洗手（冬天注意暖手）。

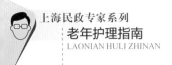

修剪中

选择老人舒适的体位（坐位或卧位），将老人的袖子（裤管）上卷过手腕（小腿），温水盆放置在老人手（足）旁，将老人的手（足）用温水浸泡数分钟；

在老人的手（足）下垫上纸巾，护理员一个手握住老人手（足），另一只手持指甲钳，逐个修剪指（趾）甲，修剪指甲的长度应与指端平齐，并用小锉刀将老人指（趾）甲磨至光滑，无毛刺。

修剪后

协助老人再次洗手（足），用毛巾擦干，涂上乳液。

◉ **操作视频：** 见光盘（04 指（趾）甲修剪）

实例分享

杨奶奶，88 岁，思维清楚，行走需用拐杖，国庆节其女儿带回家过节 7 天，回院时见老人手指甲偏长，现为老人进行修剪指甲。

操作前 询问老人情况、满足老人需求，取得老人配合，光线明亮、环境整洁安静、操作者洗手（冬天注意暖手）、按需戴口罩，备齐用物携至老人身旁。

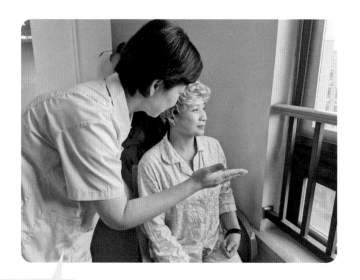

杨奶奶您好！回家过节好几天了，都想您了。您的指甲也长长了，我现在帮您修剪一下好吗？我搀扶您坐到窗户边那张椅子上去好吗？今天天气好，那儿光线亮。

奶奶，您这样坐着舒服吗？

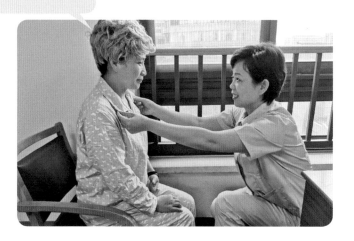

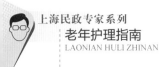
操作中 选择老人舒适的体位，将老人手（足）浸泡在温水中数分钟，待指（趾）甲软化后，用指甲钳逐个修剪指（趾）甲，手指甲圆剪、脚趾甲平剪，修剪后用小锉刀将老人指（趾）甲磨至光滑。再次协助老人洗手（足），用毛巾擦干涂上乳液。

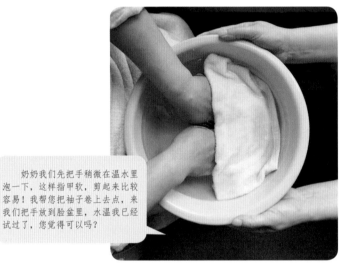

奶奶我们先把手稍微在温水里泡一下，这样指甲软，剪起来比较容易！我帮您把袖子卷上去点，来我们把手放到脸盆里，水温我已经试过了，您觉得可以吗？

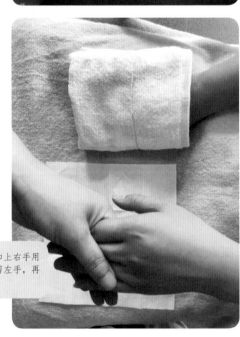

把您的左手放在纸巾上右手用毛巾包裹一下。我先修剪左手，再修剪右手好吗？

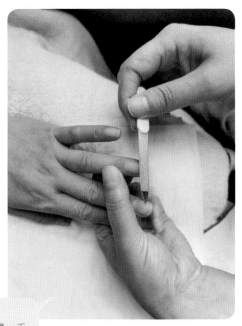

奶奶修剪好了我用小锉刀磨一下，奶奶有什么不舒服您要及时告诉我！

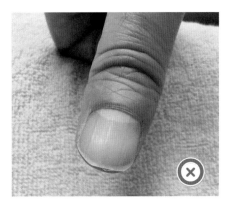

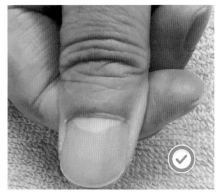

修剪后的指甲长短与指端平齐，指甲边缘光滑，不可有毛刺

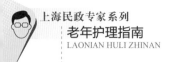

③ 操作后 老人体位舒适，将剪下的指甲用纸巾包裹后扔进垃圾桶，指甲钳消毒擦干备用。

> 最近天气比较干手上涂点润肤露，这样舒服吗？

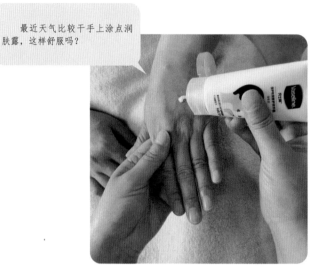

TIPS
工匠小贴士

· 为老人修剪指（趾）甲时，尽量找一些话题和老人交流，让老人肢体放松，避免老人过度紧张给修剪带来难度。
· 护理员操作前要温水暖手，避免冰凉的手接触老人的手、足，引发老人的不适。

（四）沐浴护理

通过对身体表面的清洗揉搓，促进血液循环和新陈代谢，利于消除疲劳，保持皮肤清洁无异味，提升老人的舒适感。

关键知识点

◎沐浴前评估老人身体状况和失能程度，如出现感冒、咳嗽、头晕、血压、血糖不稳定等身体不适时不能沐浴。

◎为了防止老人滑倒，沐浴时，老人及护理员应穿防滑拖鞋，浴室地面放置防滑垫。

◎沐浴前先调节好室温，注意保暖。

◎注意水温（40—45）℃，严格遵循"护理员手不离水"（即花洒的水通过护理员的手间接淋到老人）的原则，防止水温不稳定，造成烫伤。

◎如老人单独洗浴，护理员应在旁看护，随时提供帮助。

◎空腹或饱腹状态均不宜沐浴。

◎老人沐浴时间不宜过长（不超过 15 分钟），以免发生虚脱等不适。

所需物品

毛巾2条　　脸盆1个　　浴巾1条　　清洁衣

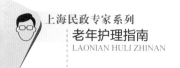

裤　　梳子　　茶杯（温开水）　　爽身粉或乳液　　洗浴椅　　防滑拖鞋　　洗发液　　沐浴液　　沐浴椅（带扶手）

操作流程

沐浴前

询问老人情况、了解老人肢体状况，评估老人是否适合沐浴；

检查老人皮肤情况，如有无外伤、皮肤病、局部红肿等异常，必要时汇报医生；

做好解释取得老人配合、按需助二便；

环境准备：关门窗、调节室温及浴室温度、拉上床幔、通道通畅无障碍物、浴室放好浴椅和防滑垫；

洗手、按需给老人喝水；

帮老人换上防滑拖鞋后搀扶（或轮椅运送）进入浴室，为老人脱去衣裤（遵循穿脱衣原则）搀扶老人稳坐于浴椅上，叮嘱老人双手握住浴椅的扶手，身体紧靠浴椅靠背，确保老人安全。

沐浴中

◎护理员调节水温

先打开冷水，再打开热水，测水温适宜后为老人沐浴；(图1-1-2)

叮嘱老人头稍后仰身体紧靠浴椅背，确保老人坐位安全。护理员一手持花洒，另一手配合把老人的头发淋湿，护理员将洗发液涂于老人头发上，用双手的指腹揉搓、按摩老人的头发和头皮（力度适中、从发际向头顶揉搓），避免水和洗发液流入老人眼睛和耳朵内（必要时可在老人耳朵里塞入棉球），同时密切观察老人有无不适，揉搓后用温水将老人的头发冲洗干净，用干毛巾擦干老人头发，再清洁面部。

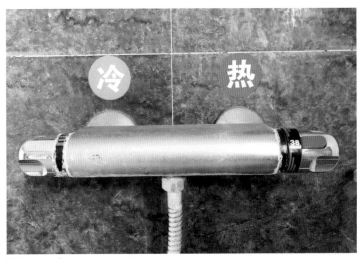

（图1-1-2）

◎清洗身体

老人身体打湿后，由上至下涂抹沐浴液并揉搓（避开会阴），用花洒将全身冲洗干净，最后洗净会阴，关闭热冷水开关。

沐浴后

护理员用毛巾擦干老人面部，用浴巾包裹老人身体吸干皮肤表面水分，及时给老人穿上干净衣裤（遵循穿脱衣原则），搀扶（或轮椅运送）老人回居室并补充水分。

实例分享

杨奶奶，75岁，双下肢行走不便，今天由护理员小黄帮助老人沐浴。

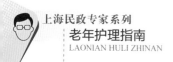
操作前 关门窗、调节室温（24—26）℃、浴室放好浴椅和防滑垫。洗手、备齐用物携至浴室、用物放置合理，按需给老人喝水，用轮椅将老人送入浴室，穿拖鞋，脱衣裤。

奶奶，今天身体怎么样，我今天帮您洗个澡好吗？现在喝点水好吗？

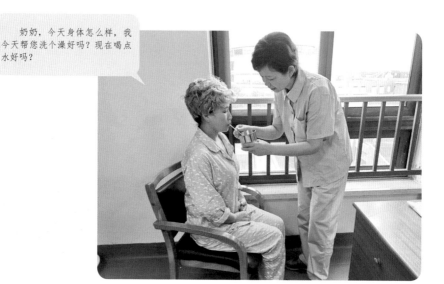

奶奶给您换上防滑拖鞋，我用轮椅推您去浴室好吗？

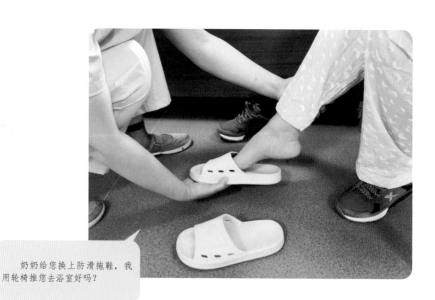

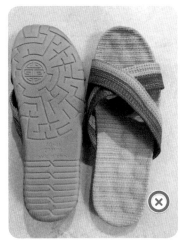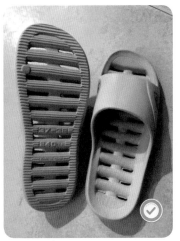

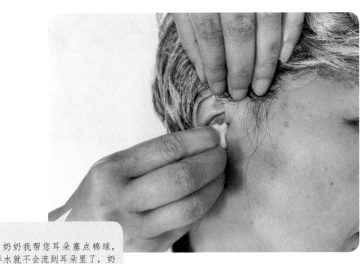

奶奶我帮您耳朵塞点棉球，这样水就不会流到耳朵里了，奶奶把头稍抬高些，眼睛闭起来开始洗头了，这个温度可以吗？

操作中 按顺序为老人洗发、洗脸、清洗身体。

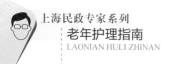
操作后 用毛巾擦干老人面部及身体，穿衣裤，送老人回居室。

奶奶衣服穿好了，有什么不舒服吗？我用轮椅送您回房间吧！奶奶喝点水，休息一会，我去帮您洗衣服，有事您打铃叫我。

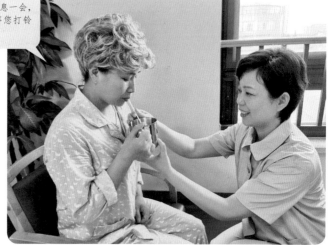

TIPS 工匠小贴士

· 身体涂上沐浴液后严禁老人站立，以免沐浴液流到老人脚底后引起滑倒。

· 沐浴前后给老人补充水分，以免沐浴过程中造成虚脱。

· 对皮肤皱折处应仔细擦洗，动作轻柔，擦干后宜涂爽身粉，保持干燥。

（五）足部清洁

保持足部清洁、无异味，使老人感觉舒适，同时，增加局部血液循环，帮助睡眠。

关键知识点

◎ 水温不可过高，防止发生烫伤。

◎ 清洗时注意趾缝间、踝部的清洁。

所需物品

脚盆　　毛巾　　垫枕　　防水单或浴巾　　温水（40—45）℃　　润肤露　　专用修剪工具（按需）

清洗顺序

清洗前

评估老人足部状况，解释取得配合，按需关闭门窗，调节室温，操作者洗手，备齐用物；

体位：老人取坐位或仰卧位。（图 1-1-3）

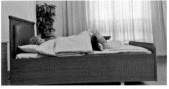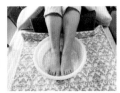

（图 1-1-3）

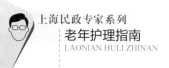

清洗中

（以卧床老人为例）松床尾并暴露双足，将老人的裤管上卷过小腿 2/3，脱去袜子，将脚盆放于防水单上，用前臂内侧再次确认水温，老人的双足缓慢放入温水中，清洗趾缝—足底—足背—踝部—小腿，同时观察皮肤情况，清洗完毕用干毛巾擦干双足（尤其趾缝间），按需修剪趾甲，涂润肤露，帮助穿好袜子。

清洗后

帮助老人取舒适体位，用物处理，操作者洗手。

◉ **操作视频：**见光盘（05 足部清洁）

 实例分享

杨奶奶，87 岁，退休人员，脑梗后遗症，长期卧床，当天晚上由护理员小黄为老人清洗双脚。

操作前 关闭门窗、调节室温、洗手、备齐用物，与老人沟通语气柔和。

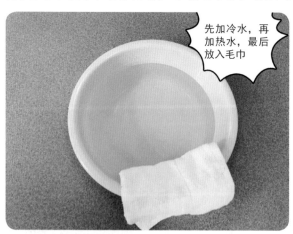

加水及放毛巾顺序应严格按照本图要求
以免水温不均烫伤老人

操作中 老人取仰卧位，膝关节下面垫枕，脚下铺上防水单，抬起老人双脚，放入（40—45）℃温水的脚盆中，帮助老人洗净双脚。

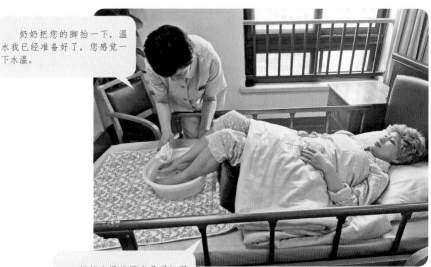

奶奶把您的脚抬一下，温水我已经准备好了，您感觉一下水温。

奶奶水温差不多是吗？那我们就开始洗脚咯！

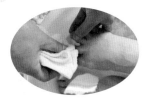

清洗趾缝

操作后 擦干老人双脚，必要时涂上乳液，清洗用具。

TIPS
工匠小贴士

· 中途需添加热水时，老人的双脚必须离开脚盆后加入热水，再次确认水温后继续洗脚。
· 卧床老人清洗双脚时在腘窝处垫枕，以助支撑双腿，便于清洗。

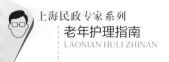
（六）床单位整理

保持居室和床单位整齐美观，避免因床铺不整洁对老人皮肤产生的物理性刺激，使老人感觉舒适，预防压疮。

关键知识点

◎ 注意保暖，防止老人受凉。

◎ 整理时

从床头至床尾，动作要轻巧，为老人翻身时避免拖拉推。

◎ 扫床采用湿式清洁法

每刷要重叠上一刷的 1/3，并做到一床一巾。

◎ 注意老人安全

老人侧卧时勿将盖被捂住老人口鼻（图 1-1-4），随时拉好床栏，防止老人坠床。（图 1-1-5）

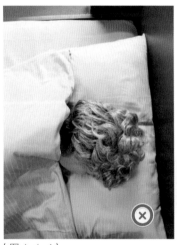
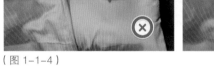

（图 1-1-4）

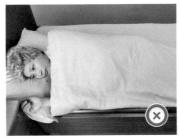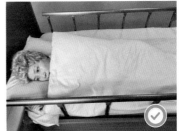

（图 1-1-5）

所需物品

床刷　　一次性床刷套

操作流程

整理前

询问老人情况、了解老人肢体状况，解释并取得老人配合，按需处理二便。

◎环境准备

环境整洁、关门窗、调室温、周围无人进食或治疗；
洗手（冬天注意暖手）、戴口罩（按需）；
移床旁桌距床约 20cm，移椅距床尾正中约 15cm。
（图 1-1-6）

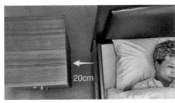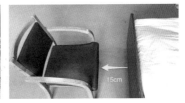

（图 1-1-6）

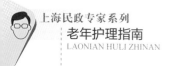

整理中

◎整理床单

对侧拉好床护栏，松开床尾盖被，协助老人向对侧翻身侧卧（老人卧于床的一侧）。松开近侧床单，用加套床刷扫净大单及床褥上的渣屑（先床头后床尾、从床中间到床沿边）；（图1-1-7）

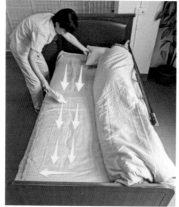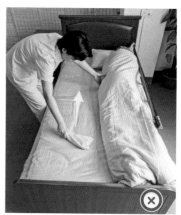

（图1-1-7）

拉平床单，包好近侧床头和床尾两个角，将中间部分平塞床垫下；（图1-1-8）

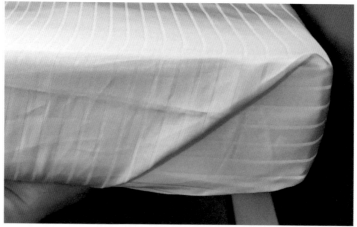

（图1-1-8）

助老人平卧后翻身侧卧于护理员近侧（面对护理员）后，护理员拉起床护栏转至对侧，放下床护栏，同法清扫和整理铺好床单；

协助老人平卧，使老人卧位舒适。

◎整理盖被

护理员将盖被打开，捏住棉胎头端及两个角，拉平被套和棉胎，被角充实。将已整理平整的盖被两侧向内折成被筒，与床沿、床尾齐。

◎整理枕套

托起老人头颈部取出枕头，在床尾椅将枕芯拍松，枕头四角充实，开口背门垫于老人枕部，拉好床栏，协助老人舒适体位。

整理后

移回桌椅，开窗通风（避免老人受对流风）。

⊙ **操作视频：**见光盘〔06 床单位整理〕

实例分享

杨奶奶，86 岁，长期卧床，翻身需帮助，现由护理员小黄为老人整理床铺。

操作前 检查床栏是否完好，按需处理二便，环境整洁、周围无人进食或治疗，关门窗、调室温、拉上床幔，洗手（冬天注意暖手）、戴口罩（按需），备齐用物携至老人床旁（用物放于床尾椅上）。

> 奶奶，您的床单被套挺干净但有些不平整，您躺着不舒服，我来帮您整理一下。您身体感觉好吗？整理时间有些长，您需要解大小便吗？

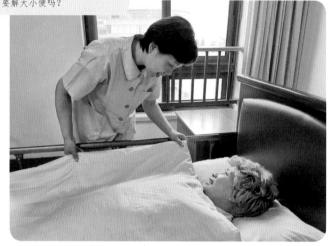

操作中 按照顺序依次将床单、盖被、枕头逐一整理，使床单位平整，老人舒适。

> 奶奶右边的床铺我整理好了，现在我再帮您翻身面向我，您左边的床铺我也需要整理一下。

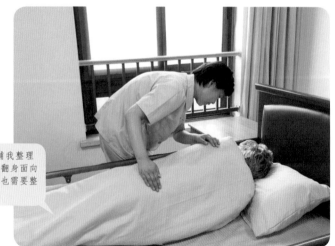

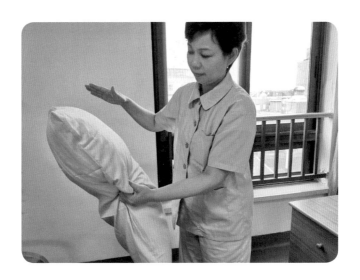

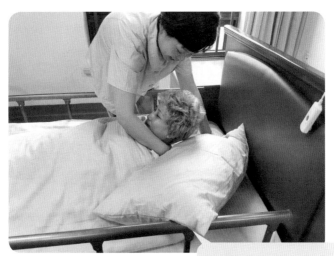

我帮您把枕头拍了一下，奶
奶头抬一下我把拍松的枕头给您
垫上。

操作后 助老人卧位舒适，拉好床护栏，移回桌椅，开窗通风。

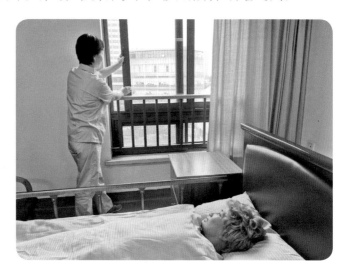

奶奶我已经把您的床整理好了，谢谢您的配合，您现在觉得舒服吗？还有什么需求您告诉我，呼叫器在您的枕边，有事您随时叫我。

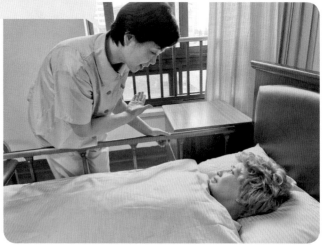

- 在偏瘫侧为老人整理床单时，让老人健侧手抱住患侧手，并将肢体处于功能位置。
- 为老人更换体位时，肢体切勿直接接触床护栏，以免皮肤受损。（详见第七章第三节）
- 整理盖被时避免过度抖动，以免扬灰。

第二节
饮食护理你做对了吗

（一）协助进食有技巧

合理的饮食是指老人摄取蛋白质、脂肪、糖、维生素、水、无机盐、膳食纤维等七大营养物质的过程，食物中的营养素是维持生命活动的物质基础。整洁、安静、舒适的安全进食环境，正确的进食体位、速度、量，是确保老人安全饮食的关键因素。

关键知识点

◎针对老人的不同情况选择适宜的体位、餐具、饮食种类。

◎进食过程中注意干湿搭配，避免发生噎食。

◎老人进食过程中勿嬉笑讲话，避免发生呛咳等情况。

◎喂食者坐于老人健侧，与老人平视便于喂食和观察。

◎喂食或进食完毕后保持原体位 30—60 分钟，以防食物反流引起误吸。

所需物品

毛巾　　纸巾　　调羹　　温水　　食物

进食流程

操作前

核对了解老人情况，环境整洁，空气清晰、无异味、无打扫；

协助老人按需排便、洗手、戴假牙；

护理员：洗手、戴口罩、准备饮食并试温。

操作中

◎坐位

鼓励老人自行进食，老人上身稍前倾，双足平放于地面，颈部围上毛巾（围兜），告知老人饮食内容，叮嘱老人进食要干湿搭配、细嚼慢咽，进食时勿嬉笑、讲话。

◎卧位

将老人健侧卧位，背部垫上软枕给予支撑，抬高老人床头30°—45°，在老人嘴角下铺上毛巾（或纸巾），将弯盘置于老人嘴角下，告知老人食物的内容（或让老人看见食物），先喂食温度适宜的汤或水，湿润口腔后再喂食饭菜或干食，每次进食量根据汤勺大小，给予勺子的1/3或1/2从老人健侧处送入口中，有骨、刺的菜肴在喂食前应彻底去除后再进食，做到干湿搭配，按老人饮食习惯顺序喂给。

操作后

进食结束后检查老人口腔，确保口中无食物，给予

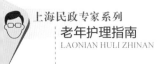

温水漱口，取下假牙（假牙另行清洁处理），用毛巾（或纸巾）擦干老人嘴角，使老人体位舒适、并保持原体位30—60分钟。

🔘 **操作视频：**见光盘（07 协助进食有技巧）

 实例分享

　　杨奶奶，86 岁，长期卧床，认知障碍，意识淡漠，需协助进食，牙齿稀疏咀嚼困难，易呛咳，午餐时间到了，现由小黄给予老人喂食。

操作前 确认居室环境清洁无异味、无打扫、更换尿布等操作，护理员态度和蔼、动作轻柔、自身洗手、戴口罩，准备适宜饭菜、温开水。

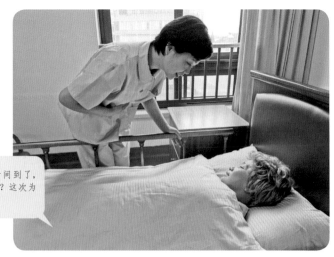

奶奶好！午饭时间到了，您肚子是不是饿了呀？这次为您准备青菜和鱼肉。

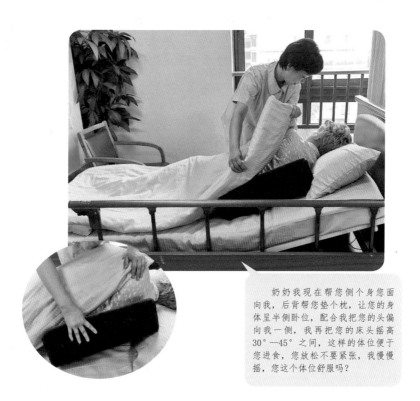

奶奶我现在帮您侧个身您面向我，后背帮您垫个枕，让您的身体呈半侧卧位，配合我把您的头偏向我一侧，我再把您的床头摇高30°—45°之间，这样的体位便于您进食，您放松不要紧张，我慢慢摇，您这个体位舒服吗？

操作中 沟通合理、确保老人情绪稳定、食物温度适宜、动作轻巧缓慢、喂食速度适宜干湿搭配。

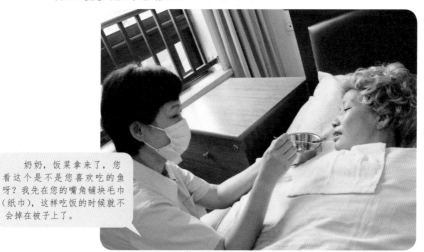

奶奶，饭菜拿来了，您看这个是不是您喜欢吃的鱼呀？我先在您的嘴角铺块毛巾（纸巾），这样吃饭的时候就不会掉在被子上了。

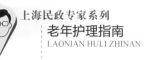
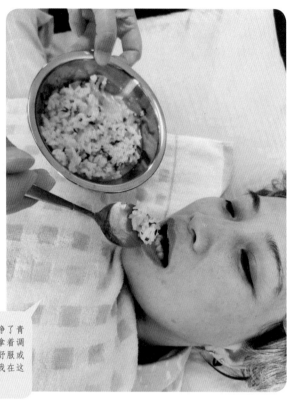

我把鱼刺已经去除干净了青菜也切成小块了，您自己拿着调羹慢慢吃，如果您感觉不舒服或者累了请您马上告诉我，我在这里帮助您进食，奶奶真棒！

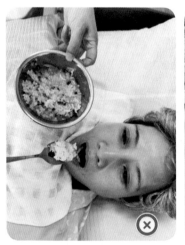

体位不对

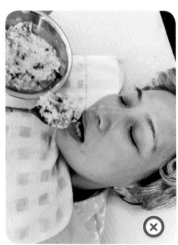

食物过多

操作后 观察老人口腔是否有食物遗留口腔中，给予漱口保持老人口腔清洁，用毛巾给老人擦手并叮嘱进餐后注意点，清洗用物，洗手。

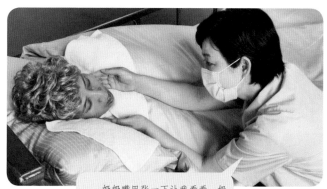

奶奶嘴巴张一下让我看看，奶奶真棒！奶奶您现在保持这个体位30—60分钟，不能在床上剧烈的晃动，以免造成反胃。我给您打开收音机听听您以前喜欢的歌。

TIPS
工匠小贴士

· 吞咽困难的老人，应将食物送入老人舌根的 2/3 处，利于老人吞咽。

· 对于偏瘫的老人喂食时应从健侧喂入。

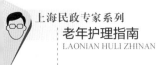
（二）鼻饲管注食有本领

鼻饲管注食是为不能经口进食的老人从鼻饲管注入流质食物，保证老人摄入足够的营养、水和药物，维持老人的生命。

关键知识点

◎每次灌食前必须检查鼻饲管是否在胃内。

◎每次鼻饲量约 200 毫升，温度（38—40）℃、两次间隔时间不小于 2 小时。

◎长期鼻饲的老人应每日做好口鼻腔护理，保持口鼻腔清洁，防止感染。

◎老人进食后 30—60 分钟内保持原体位，以防食物反流引起误吸。

所需物品

温开水（38—40）℃　200ml 流质（38—40）℃　灌注器　纱布　软枕　毛巾　污物碗　纸巾　弯盘　鼻饲记录单　冷开水杯　听诊器（必要时）

进食流程

操作前

核对、解释、取得老人配合、做好餐前准备；

环境准备：空气清晰、无异味、周围无打扫；

洗手、戴口罩、备齐用物携至老人床旁。

操作中

放下床护栏，检查鼻饲管固定是否完好，外露导管刻度是否正常，老人口中有无导管盘旋，松开鼻饲管固定别针，护理员一手托肩，一手托髋部，将老人身体侧卧背部垫上软枕，使老人体位呈半侧卧位，拉上床护栏，摇高老人床头30°—45°，在老人嘴角铺上毛巾（或纸巾），将弯盘置于老人嘴角下，将纱布、纸巾置于毛巾或纸巾上，打开鼻饲管末端盖子检查鼻饲管是否在胃内。

◎ **检查鼻饲管在胃内的三种方法**

抽胃液，见有胃液；

注入空气10ml，胃部听到气过水声（用听诊器）；

鼻饲管末端置盛水杯中，无气泡出现；

灌注前抽见胃液（简单易操作的方法），确定鼻饲管在胃内后，给予20ml（38—40）℃的温开水，缓慢注入并密切观察老人情况，然后开始喂食鼻饲饮食，分4次灌注，每次抽吸鼻饲饮食50ml，推注时间约为5分钟；每顿量不应超过200ml，时间大于20分钟，每顿间隔时间不少于2小时，密切观察老人情况，鼻饲饮食结束，再次给予注入温开水20ml，并用温开水冲净鼻饲管末端，用纸巾擦干，盖上鼻饲管末端盖子，用无菌纱布包好固定于老人枕边，撤去弯盘和毛巾（或纸巾），使老人卧位舒适、保持原体位30分钟。

操作后

让老人保持体位30分钟后根据老人情况将老人床头摇平，使老人卧位舒适，整理床单位。洗手、记录药物

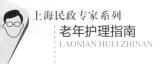
或食物名称、量、灌注时间及老人的情况，用物每次清洗，每日消毒。

🔘 **操作视频：**见光盘（08 鼻饲管注食有本领）

实例分享

　　杨奶奶，87 岁，重度认知障碍，吞咽困难，易呛咳，意识淡漠，由小黄给予鼻饲管注食。

操作前 环境整洁无异味、居室无打扫、态度和蔼、动作轻柔、洗手、戴口罩、准备流质 200ml（38—40）℃、温开水（38—40）℃。

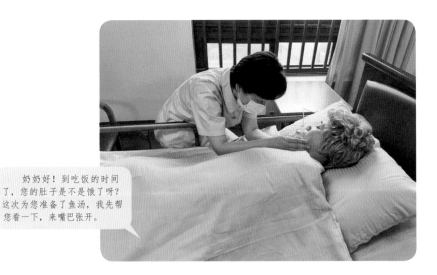

奶奶好！到吃饭的时间了，您的肚子是不是饿了呀？这次为您准备了鱼汤，我先帮您看一下，来嘴巴张开。

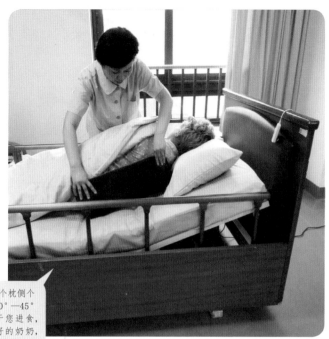

奶奶我帮您后背垫个枕侧个身面向我，床头摇高30°—45°之间，这样的体位便于您进食，您这个体位舒服吗？好的奶奶，我去拿鱼汤，您稍微等我会儿好吗？

操作中 注食前应检查鼻饲管是否在胃中，确保在胃内后方可注食、注意流质和温水的温度、动作轻柔缓慢每次鼻饲时间为20—30分钟左右、沟通合理、进食前后需喂食温开水。

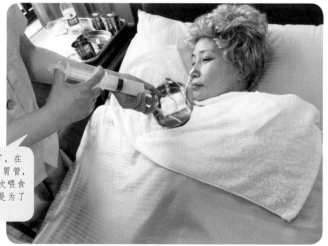

奶奶我鱼汤拿来了，在喂食前我先检查一下胃管，您不要紧张，这是每次喂食前必须做的事情，也是为了您的安全。

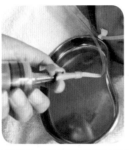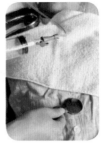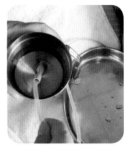

检查鼻饲管是否在胃内：①抽胃液，②听气过水声，③有无气泡出现

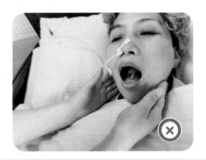

检查时发现口中盘有鼻饲管，应停止操作
并通知医生，给予重新插管后再行注食

先给您喂点温开水，奶奶
开始喂鱼汤了，如果您感觉不
舒服请您马上告诉我。

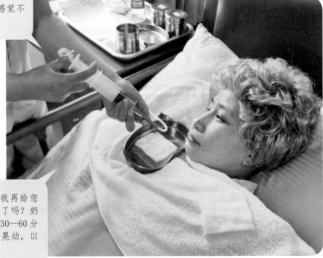

奶奶鱼汤吃好了，我再给您
喂点温开水，您感觉饱了吗？奶
奶您现在保持这个体位30—60分
钟，不能在床上剧烈地晃动，以
免造成反胃。

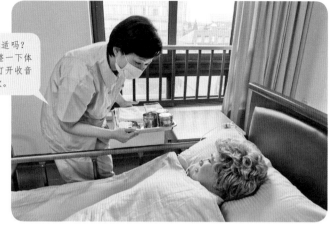

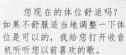

您现在的体位舒适吗？如果不舒服适当地调整一下体位是可以的，我给您打开收音机听听您以前喜欢的歌。

操作后 针对老人的特点说鼓励的话、保持老人情绪稳定、清洗用物、做好记录。

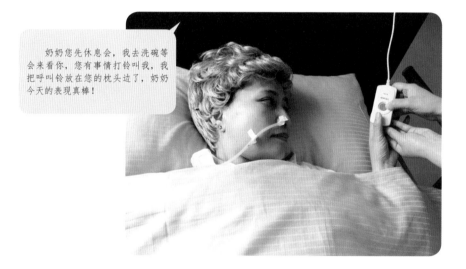

奶奶您先休息会，我去洗碗等会来看你，您有事情打铃叫我，我把呼叫铃放在您的枕头边了，奶奶今天的表现真棒！

TIPS
工匠小贴士

· 长期鼻饲张嘴的老人口唇和舌头容易干燥，经常用棉棒沾温开水涂抹嘴唇和舌面，保持口腔湿润，防止感染。
· 使用橡皮胶固定鼻饲管时周围的皮肤容易过敏或破皮，可以使用棉织的带子，挂于老人的两侧耳朵，既能固定导管又避免了贴橡皮胶引起的过敏。

第三节
排泄护理你怕了吗

（一）更换尿布有方法

保持会阴及臀部皮肤清洁、干燥，防止尿液、粪便等污渍对老人皮肤造成刺激，预防尿布皮炎、压疮的发生，使老人感觉舒适。

关键知识点

◎避免长时间暴露老人身体，做好隐私保护及保暖。

◎脏尿布禁止放置地上，应置于污物袋或污物桶内。

◎污尿布按规定放置，当老人患有传染病时，应放入医废专用袋，集中处理。

◎为老人清洁会阴时，从耻骨往下至肛门处，切不可来回擦拭。

所需物品

污物桶　　毛巾　　温水（40—45）℃　　手纸　　一次性尿布　　护理垫

操作步骤

操作前

沟通评估老人情况、了解老人肢体状况，取得老人配合；

关门窗、调节室温、拉床幔；

洗手（冬天注意暖手）、戴口罩；

备齐用物携至老人床旁。

操作中

松床尾盖被，打开盖被中段折于对侧，呈U型，解开老人身上尿布粘扣贴回原处，护理员用手轻按下腹部确认排出残尿、残便，将污尿布对折平塞于老人臀下（大便的先用卫生纸擦净），将老人侧身取出污尿布，放于污物桶内（不可直接放于地上），用温水擦净老人会阴及臀部（擦拭时检查老人皮肤是否完好），放置干净尿布后助老人平卧，粘上尿裤粘扣（上下交叉），老人卧位舒适，盖好被子。

操作后

洗手，开窗通风保持居室无异味，观察二便，污尿布放置正确，用物清洗凉干备用。

◉ **操作视频：**见光盘（09 更换尿布有方法）

实例分享

杨奶奶，89岁，脑梗后遗症，生活不能自理，长期卧床，二便失禁，使用一次性尿布，现由小黄为老人更换一次性尿布。

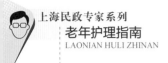

操作前 调好室温（根据季节调试，一般24℃—26℃）、拉上床幔、备齐用物、洗手并温暖双手。

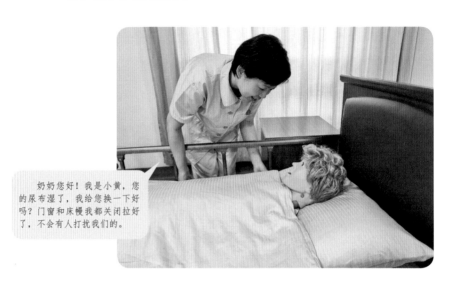

奶奶您好！我是小黄，您的尿布湿了，我给您换一下好吗？门窗和床幔我都关闭拉好了，不会有人打扰我们的。

操作中 态度和蔼、语言恰当、注意隐私保护和水温、一次性尿布大小适合、动作要轻柔。

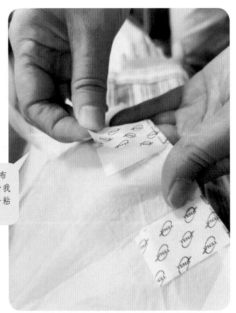

奶奶！我现在要把尿布上的粘扣剥开，奶奶您放心我会把粘扣贴回原处的，不会粘在您的皮肤上的。

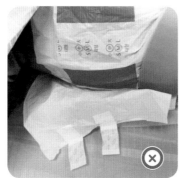

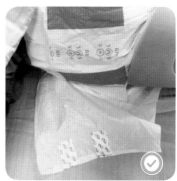

奶奶我现帮您轻轻按压腹部，把身体里的大小便排干净了。

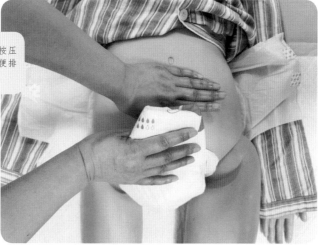

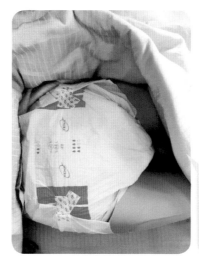

用温水轻轻擦一下臀部，涂点滑石粉对皮肤是很有帮助的，奶奶我把干净的尿布给您换好了，您现在感觉舒服吗？

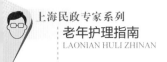

操作后 整理物品、洗手、拉开床幔、开窗通风、保持居室无异味、轻轻退出老人居室、污尿布集中放置。

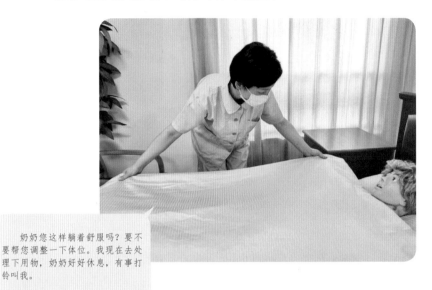

奶奶您这样躺着舒服吗？要不要帮您调整一下体位。我现在去处理下用物，奶奶好好休息，有事打铃叫我。

TIPS
工匠小贴士

· 使用滑石粉或爽身粉的老人，涂擦于腹股沟和臀部，避免涂擦会阴，以免对尿道产生刺激。
· 观察老人皮肤情况及二便的颜色、量、气味，有异常立刻通知医生并遵医嘱用药。

（二）使用便器有要领

为卧床老人使用便器，可以促进长期卧床老人养成定时排泄的习惯，树立老人控制二便的信心。

关键知识点

◎使用前确认便盆已消毒，洁净完好，女性老人使用尿壶时，应紧贴会阴周围皮肤，以免尿湿床单位。

◎协助老人排便时做好隐私保护及保暖。

◎放置便盆时确认高低端方向，不可硬塞，以免损伤老人腰部及皮肤，便盆及时清洗消毒。（图1-3-1）

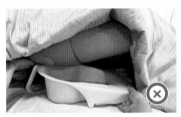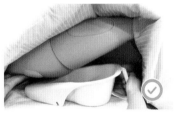

（图1-3-1）

◎观察老人皮肤情况及二便的颜色、量、气味，有异常立刻通知医生并遵医嘱用药。

所需物品

毛巾　　温水（40—45）℃　　手纸　　便器　　护理垫

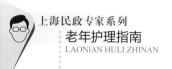

操 作 步 骤

操作前

沟通、评估老人情况、了解老人肢体状况，取得老人配合；

关门窗、调节室温、拉上床幔；

洗手（冬天注意暖手）、戴口罩；备齐用物携至老人床旁。

操作中

仰卧位放置法：将一次性护理垫平整地垫于老人臀部下方，护理员协助老人取仰卧位，打开盖被中段折于对侧（呈U型），协助老人将裤子脱至膝关节下（双侧同步），叮嘱老人屈膝双脚平踏于床面，一手协助老人抬高臀部，另一手将便盆迅速放置于老人臀下（便盆扁宽处垫于老人臀部），在老人会阴上方盖上卫生纸，以免尿液溅湿盖被，将老人被子盖好。老人排便后，助老人双腿分开，用卫生纸由前至后擦净会阴及肛门处，护理员一手扶着便盆，一手协助老人侧身，取出便盆放于地上，用温水毛巾将老人会阴及臀部擦拭干净，撤去护理垫，协助穿好裤子，卧位舒适，盖好被子，拉上床护栏；

侧卧位放置法：将一次性护理垫平整地垫于老人臀部下方，掀开老人盖被中段折于对侧（呈U型），护理员将老人裤子脱至膝部，帮助老人侧身（老人面向或背向护理员），将盖被掀开暴露臀部后便盆扣于老人臀部（便盆窄口朝向足部），协助老人恢复平卧，在会阴上方盖上卫生纸，以免尿液溅湿盖被，将老人被子盖好。老人排便后，助老人双腿分开，用卫生纸擦净会阴及肛门处，护理员一手扶着便盆，一手协助老人侧身，取出便盆放于地上，用温水毛巾将老人会阴及臀部擦拭干净，撤去一次性护理垫，将老人裤子穿好，卧位舒适，盖好盖被，拉上床护栏。

操作后

洗手，开窗通风保持居室无异味，观察粪便，冲洗消毒便盆，凉干备用。按需做好记录。

◎ **操作视频：**见光盘（10 使用便器有要领）

实例分享

杨奶奶，90岁，回答不切题，长期卧床，二便偶尔失禁，由护理员小黄为老人使用便器。

操作前 调好室温、拉上床幔、备齐用物、洗手并温暖双手、根据季节温暖便器。

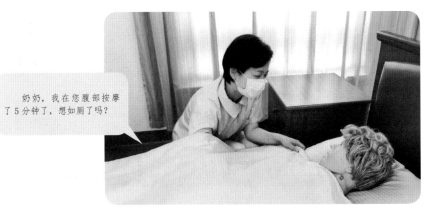

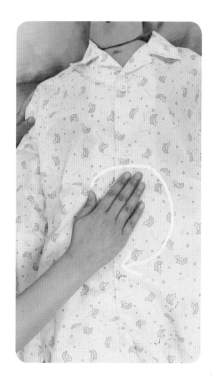

操作中 态度和蔼、语言恰当、注意隐私保护，放置便盆动作要轻柔。

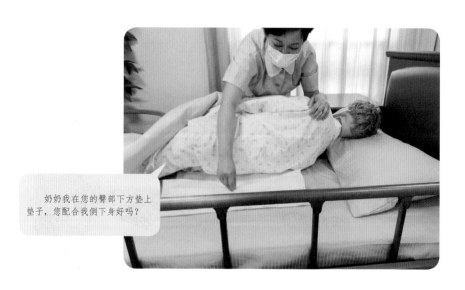

奶奶我在您的臀部下方垫上垫子，您配合我侧下身好吗？

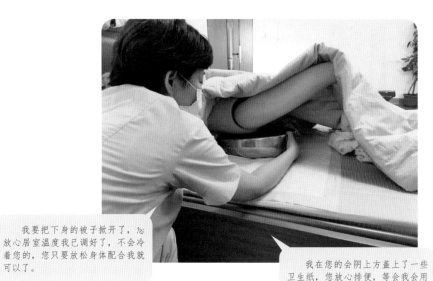

我要把下身的被子掀开了，您放心居室温度我已调好了，不会冷着您的，您只要放松身体配合我就可以了。

我在您的会阴上方盖上了一些卫生纸，您放心排便，等会我会用温水给您擦洗的。

操作后 整理物品、洗手、拉开床幔、开窗通风、保持居室无异味、轻轻退出老人居室。

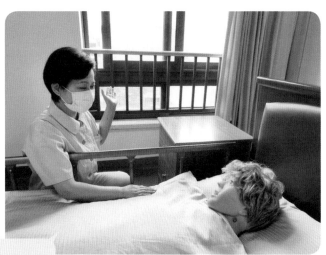

奶奶，我开会窗户，风没有吹着您吧，我去清洗便盆了，您先休息会，有事打铃叫我。

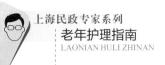

TIPS
工匠小贴士

· 冬天给老人使用便器时用温水预热便盆（或做个布垫），以免便盆的温度过低或过高影响老人正常排便。

· 使用前便盆内可铺垫卫生纸便于倾倒。

第四节
睡眠照顾你想到了吗

（一）环境布置很关键

睡眠环境对人体入睡有直接影响，根据老人的生理睡眠特点，做好老人睡眠前的环境准备，为老人营造安静舒适、温湿度适宜、光线柔和的睡眠环境，有效提升老人睡眠质量。

关键知识点

◎ 老人临睡前，将居室适当通风，避免浑浊的空气影响老人的睡眠；

◎ 老人的枕头不宜太高或太低，以 6—9cm 厚度为宜；

◎ 居室温湿度要适宜，过高或过低都会影响老人睡眠。

所需物品

根据季节准备床褥、毛毯、洗漱用品等

操作步骤

操作前

核对、了解老人是否有睡眠需求；态度和蔼；语言

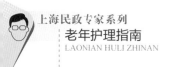

亲切；

感知温湿度是否适宜、有无特殊需要；

评估老年人身体情况、确定肢体健、患侧，协助排便，协助洗漱；

评估环境、关门窗、调节室温、拉好窗帘、洗手。

操作中

根据季节准备被褥，将盖被"S"型折叠对侧，检查床褥软硬度，有无渣屑，并铺平床单位。将枕头在床旁拍松，根据老人习惯准备厚度适宜的枕头。再次评估老人肢体情况，选择正确的方法将老人安全搀扶至床旁，坐稳后协助老人躺平，为老人脱去鞋子和衣裤，将老人移至床中间，确保老人卧位舒适，按需垫枕，拉起床护栏，按需拉好床幔，开启地灯，关闭大灯。

操作后

轻步退出老人居室，轻手关门，夜间巡视透过门上玻璃观察老人睡眠情况，必要时至床边观察。

实例分享

杨奶奶，85岁，患有慢性支气管炎，老人生活习惯良好，晚间7:30上床睡觉，双腿无力，行走需搀扶。10月份的一天晚上，由护理员小黄为老人布置睡眠环境并协助上床睡觉。

操作前 态度和蔼、沟通合理、居室通风 30 分钟以上、关闭门窗、调节居室温湿度（22—24℃、50%—60%）、评估老人身体情况、做好安全防护、操作时动作轻柔。

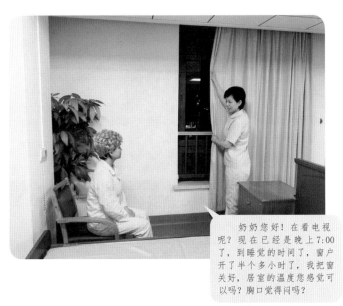

奶奶您好！在看电视呢？现在已经是晚上 7:00 了，到睡觉的时间了，窗户开了半个多小时了，我把窗关好，居室的温度您感觉可以吗？胸口觉得闷吗？

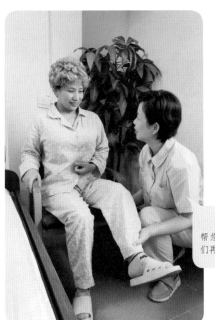

您坐了 1 个小时了，我帮您抬抬手，动动腿然后我们再去刷牙洗脸好吗？

操作中 盖被"S"于对侧、搀扶老人行走时步伐要与老人一致、老人慢性支气管炎特别注意居室温湿度、拍松枕头时在床尾旁操作、床上用品符合当季。

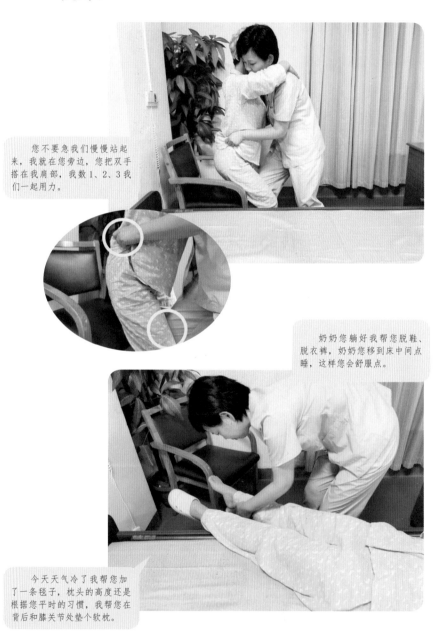

您不要急我们慢慢站起来，我就在您旁边，您把双手搭在我肩部，我数1、2、3我们一起用力。

奶奶您躺好我帮您脱鞋、脱衣裤，奶奶您移到床中间点睡，这样您会舒服点。

今天天气冷了我帮您加了一条毯子，枕头的高度还是根据您平时的习惯，我帮您在背后和膝关节处垫个软枕。

操作后 拉起床护栏、轻轻退出老人居室、轻手关门、老人用过的物品
清洗后放于原处、观察老人睡眠情况。

奶奶您这样躺着舒服
吗？我帮您把大灯关闭开门口
的脚灯，这样的亮度可以吗？
好，那您休息吧？有需要打铃
叫我，我会隔一个小时过来看
看的。

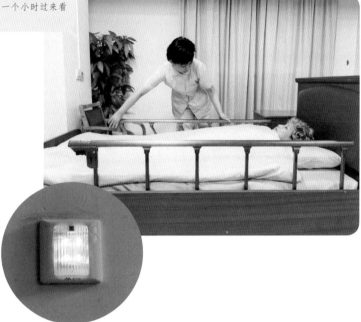

TIPS 工匠小贴士

· 对不能自行如厕的老人，将老人晚间所需的物品放置于适
宜的位置，如便器、痰杯等，方便老人取用。

· 进入老人居室要做到"四轻"，走路轻、关门轻、说话轻、
操作轻。

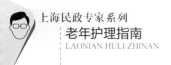

（二）助眠方法很重要

睡眠不仅是生理上的需要，也是体现自我控制的能力，老人随着年龄的增长，睡眠时间和质量明显下降，表现为入睡困难、失眠等异常情况，护理人员应掌握相关助眠知识和方法，帮助老人提高睡眠质量。

关键知识点

◎根据身体情况，适当调整睡眠时间。

◎睡前为老人温水泡脚，可以促进血液循环，缩短入睡时间。

◎老人临睡前避免剧烈运动、观看内容刺激紧张的电视和饮用咖啡等饮料。

所需物品

洗漱用品　　按需备牛奶

操作步骤

操作前

协助排便、洗漱，洗漱前给老人喝温牛奶，洗漱时给予温水泡脚 15 分钟可以助眠；

根据季节调节居室温湿度、询问老人有无特殊需要；

评估老人近期身体情况，居室整洁、关门窗、拉好窗帘。

操作中

根据季节准备被褥，协助老人平卧于床上，确保老人卧位舒适，按需垫枕，拉起床护栏，按需拉好床幔；

开启地灯，关闭大灯，轻步退出老人居室，轻手关门；

夜间巡视透过门上玻璃观察老人睡眠情况，必要时至床边观察。

操作后

按要求巡查老人睡眠情况，记录老人整夜觉醒次数、入睡时间、掌握老人整夜的睡眠情况。

实例分享

杨奶奶，78 岁，退休教师，下肢无力，以坐轮椅为主，最近发现老人白天无精打采，时常坐着打瞌睡，老人诉说入睡困难，每天很晚才能睡着，所以白天感到疲倦瞌睡。今天由护理员小黄为老人做好入睡前准备。

操作前 询问老人情况，掌握老人对环境和室温的要求，最近有无心理上压力，做好相应的记录，并将老人的睡眠情况告知医生。

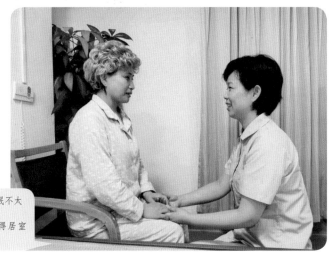

奶奶最近是否睡眠不太好？能告诉我吗？
晚间睡觉时您觉得居室内的温度舒适吗？

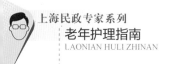
操作中　为老人布置良好的睡眠环境、协助老人温水泡脚等有助于老人睡眠的方法，观察老人入睡时间和睡眠质量，夜间查房做到走路轻、关门轻。

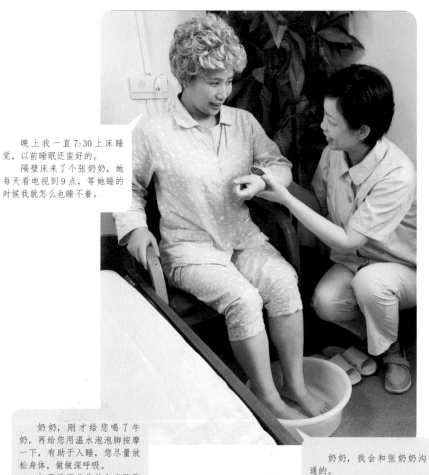

晚上我一直 7：30 上床睡觉，以前睡眠还蛮好的。

隔壁床来了个张奶奶，她每天看电视到 9 点，等她睡的时候我就怎么也睡不着。

奶奶，刚才给您喝了牛奶，再给您用温水泡泡脚按摩一下，有助于入睡，您尽量放松身体，做做深呼吸。

如果睡不着您就和我聊聊天，我们不着急睡。

奶奶，我会和张奶奶沟通的。

操作后 根据原因和老人的身体状况选用合适的睡眠照料方法，并及时评估措施的有效性。

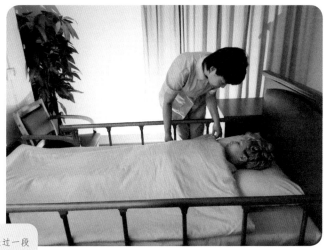

李奶奶和张奶奶经过一段时间的磨合，老人们养成了晚上 8:15 准时上床的好习惯。

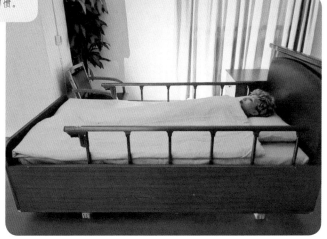

TIPS 工匠小贴士

· 老人难以入睡时，千万不要催促老人，应和老人聊聊天，让老人彻底放松心情，便于入睡。

· 影响老人睡眠的原因很多，比如睡眠的体位、噪音、光线、温湿度、老人的自身疾病、精神情绪、行为活动等，此外，不要忽略寝具的舒适度，尽可能保持老人的习惯。

第五节
协助医疗照护你会吗

（一）生命体征测量有技术

 通过观察生命体征的变化，了解老人有无异常情况，协助医生作出正确诊断，为预防、治疗、护理提供依据。

关键知识点

◎ 在剧烈活动或情绪激动时，应让老人休息 30 分钟后再测量。

◎ 体温计消毒

（1）将体温计放于 2000mg/L 有效氯溶液中浸泡 5 分钟；

（2）取出在流动水下冲洗干净、将水银甩至 35℃以下；

（3）将体温计放于 2000mg/L 有效氯溶液中浸泡 30 分钟；

（4）取出，用冷开水冲净、擦干放于无菌干燥的容器中备用。

◎ 体温计检测

体温计水银甩至 35℃以下，放入 40℃水中，3 分钟后取出查看。

◎ 测量体温的要点

（1）精神异常、昏迷、口腔疾患、口鼻腔手术、呼吸困难、不能合作者不可采用口表测温。

（2）进食、吸烟、面颊部冷热敷后应间隔 30 分钟方可用口表测温。

（3）体形过于消瘦者不宜采用腋下测量，淋浴后 30 分钟方可测腋温。

（4）直肠疾病或手术后、腹泻、心梗患者不宜从直肠测温，热水坐浴、灌肠后须待 30 分钟后行直肠测温。

（5）精神病患者、躁动患者直肠测温时护士需手持肛表，以防体温计断裂或进入直肠，造成意外。

（6）若患者不慎咬破体温计吞下水银时，可立即口服大量蛋白水或牛奶，使蛋白和汞结合，延缓汞的吸收，最后排出体外。也可服大量韭菜等粗纤维食物，包裹水银，减少吸收，增加肠蠕动，加速汞的排出。

◎ **测量脉搏的要点**

（1）不可用大拇指诊脉，诊脉时用力适宜，以能清楚触及动脉搏动为准。

（2）异常脉搏应测量 1 分钟。

◎ **测量呼吸的要点**

（1）以诊脉状测量呼吸，以免老人紧张，影响测量结果。

（2）病情危重的老人测量呼吸 1 分钟。

◎ **测量血压的要点**

（1）血压计要定期检查，以保持其准确性，水银不足，则测的血压偏低。血压计应放置平稳，切勿倒置或震荡。

（2）被测量者至少静休 5 分钟，在测量前 30 分钟内禁止剧烈运动、吸烟或饮热茶咖啡，排空膀胱，应尽量

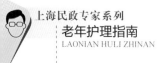

放松。

（3）对偏瘫老人，应在健侧手臂上测量。

（4）在测量血压时，血压计"0"点应和肱动脉、心脏处在同一水平，坐位时，肱动脉平第四肋软骨；卧位时，平腋中线。如果肢体过高，测出的血压常偏低，位置过低，则测得的血压偏高。

（5）测量完后将血压计向右倾斜45°，让水银全部流入水银瓶后关闭水银开关。

（6）须密切观察被测血压者，应尽量做到四定：定时间、定部位、定体位、定血压计。

（7）袖带松紧以插入一指为宜，过松使得血压值偏高，袖带过紧测得血压值偏低。

所需物品

血压计　听诊器　秒针表　记录单　笔　纱布　放体温计的容器（2个、一个测温前和一个测温后放置的容器）　肛表或口表（测肛温时备润滑油、棉签、卫生纸）

操作步骤

操作前

核对老人、自我介绍、询问老人情况、了解老人情绪和肢体状况；

询问老人近30分钟有否剧烈活动、进食、洗澡、治疗，取得老人配合；

环境安静、整洁、温湿度适宜；

洗手、备用物（检查血压计、听诊器、体温计）、用物放置合理携至老人床旁。

`操作中`

◎ 测体温

口温：水银端放于舌下，告知老人闭口勿咬，3分钟后取出，看数值；

腋温：擦干腋窝，水银端放于腋窝深处，紧贴皮肤，曲臂过胸，夹紧10分钟后取出看体温数值（+0.5℃）；

肛温：用屏风遮挡，老人取侧卧位或曲膝仰卧位，露出臀部。润滑水银端，插入肛门3—4cm，扶托3分钟后取出，肛表取出后用纱布擦净再查看数值（-0.5℃）；

◎ 测脉搏

老人手臂放于舒适位置，腕部舒展，手心向上，护理员的食指、中指、无名指的指端按在老人桡动脉表面，压力大小以能清楚触及脉搏为宜，计数30秒（危重老人计数60秒），记录单记录60秒数值；

◎ 测呼吸

保持测量脉搏时的姿势，测呼吸时以看老人胸腹的起伏，一起一伏为一次，计数30秒（危重老人计数60秒），记录单记录60秒数值；

◎ 测血压

助老人取坐位（或仰卧位），体位舒适，卷袖露臂，露出上臂，手心向上，肘部伸直，将血压计与上臂、心脏放在同一水平位置，打开血压计（汞柱在"0"），驱尽

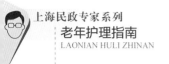

袖带内空气，平整无褶地缠于上臂，袖下缘距肘上 2—3cm，松紧以插入一指为宜。开启水银槽开关，戴听诊器，听筒紧贴肱动脉搏动处，轻轻加压固定，手握气球关闭气门螺旋帽，打气至肱动脉搏动音消失，再略升高 15—30mmHg，以 4mmHg/s 放气速度慢慢放开气门，注视汞柱所示刻度，听到第一声搏动声的汞柱刻度为收缩压，当搏动声突然变弱或消失时，此时汞柱所示刻度为舒张压，测量完毕，解开袖带，排尽袖带内余气，将橡皮球平放盒内，血压计向右倾斜 45° 后关闭水银槽开关，整理好后关血压计盒盖。（图 1-5-1）

操作过程中经常询问老人感受。

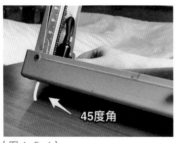
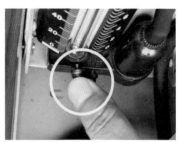

45度角

（图 1-5-1）

操作后

整理老人衣物及床单位、老人卧位舒适、洗手；

记录：体温 × ℃、脉搏 × 次 / 分钟、呼吸 × 次 / 分钟、血压收缩压 mmHg/ 舒张压 mmHg、老人情况；

绘制体温单：绘制图表。

⊙ **操作视频：**见光盘（11 生命体征测量有技术）

实例分享

杨奶奶，88 岁，患有高血压、老年性痴呆，今天早上发现老人面色潮红，精神欠佳，由小黄为老人测量生命体征。

操作前 态度和蔼、语气恰当、洗手戴口罩、准备用物并做好物品检查。

奶奶昨天晚上是不是没有睡好呀？怎么没有精神，脸色有点红，您哪里不舒服吗？我先帮您测一下血压和体温，您先休息会我马上就过来。

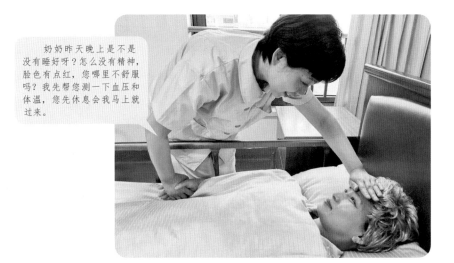

操作中 测体温：解开老人上衣第一粒纽扣，检查腋下皮肤是否完好，用纱布擦干腋汗，将体温计放置腋窝深处紧贴皮肤，协助老人屈臂过胸夹紧，测量 10 分钟。

奶奶我帮您测个腋温，您不要紧张身体放松，体温计有点凉。

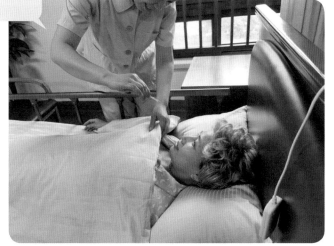

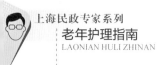

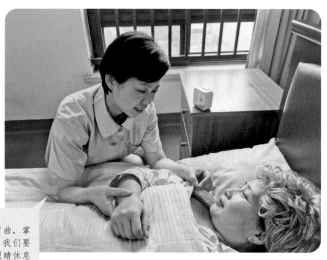

奶奶我们把手臂弯曲，掌心贴胸，夹紧体温计，我们要保持 10 分钟，您闭上眼睛休息一会吧，我在您的边上陪着您。

测量脉搏、呼吸：将老人的手放置于舒适的位置，暴露腕部的肱动脉，护理员实指、中指、无名指指端放于动脉处测量脉搏，以测脉搏的状态，用眼睛观察老人的胸腹部起伏，一呼一吸为一次，测量呼吸次数。

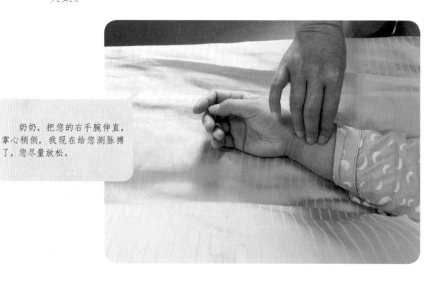

奶奶，把您的右手腕伸直，掌心稍侧，我现在给您测脉搏了，您尽量放松。

测血压：老人手心向上肘部伸直、动作轻柔、沟通恰当。

您不要紧张把手臂放平，我帮您把衣袖拉平整。奶奶血压计袖带要充气了，您的手臂会感觉有些胀，请您坚持一下很快就好了，谢谢奶奶的配合。

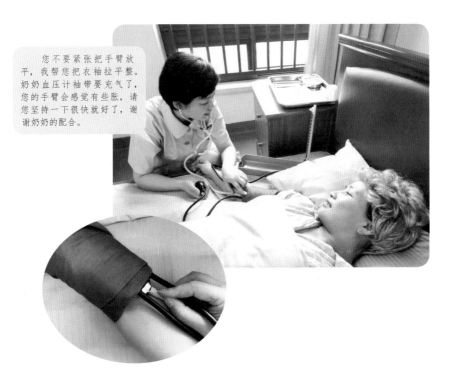

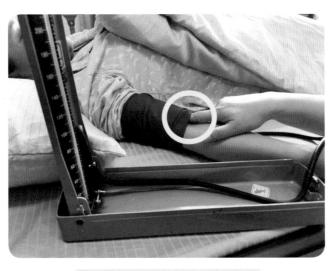

袖带的松紧度为塞入一指为宜

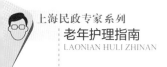
操作后 沟通合理、完成生命体征记录和绘制、按需开窗通风、轻轻关门退出居室。

> 奶奶，体温、血压我们都测量好了，您的体温、脉搏、呼吸都正常的，只有血压比正常值略高了些，我会马上告诉医生的。

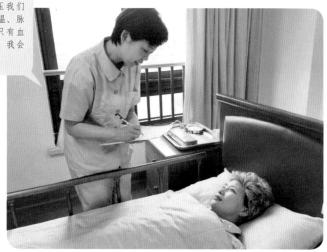

> 奶奶现在您休息一会，我把窗帘给您拉上。

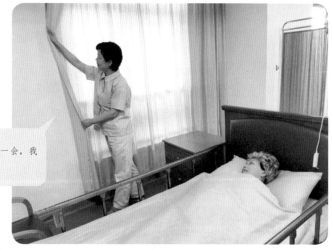

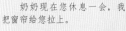

TIPS
工匠小贴士

· 居家老人可使用电子血压计，以方便操作和监测血压动态。
· 家庭使用水银体温计宜选择腋下测温，使用后用 75% 酒精棉球擦拭消毒。

（二）温水擦浴降温有效果

　　高烧患者除药物治疗外，最简易、有效、安全的降温方法就是用 25%—35% 酒精或（32—34）℃温水擦浴，通过体表液体蒸发吸收一定的热量，达到降低体温的目的。

关键知识点

◎擦拭腋下、腹股沟、腘窝等部位，用力可略大，时间可稍长，以促进散热。

◎禁擦胸前区、腹部、后颈、足底、阴囊。这些部位对冷刺激敏感，易引起不良反应。

◎操作过程中注意保护老人的隐私和保暖，及时更换衣物，保持老人清洁。

◎足底放置热水袋根据季节与病情而定，且放置规范，防止烫伤。

所需物品

　　浴巾　　小毛巾 2 块　　热水袋（加套）　　冰袋（加套）　　温水（32—34）℃或酒精（25%—35%）　　治疗碗　体温计　纱布　笔　记录单　按需备便器

操作流程

操作前

沟通评估老人情况、了解老人肢体、皮肤、体温状况，取得老人配合；

关闭门窗、调节室温、拉上床幔；

洗手（冬天注意暖手）、戴口罩；

备齐用物携至老人床旁。

操作中

1. 移桌椅，松开床尾被；

2. 冰袋置头部、热水袋置离足底 5—10cm 处（不超过 50℃水温）；

3. 脱衣、观察皮肤，铺浴巾，温水水温（32—34）℃，毛巾半干湿，手套状，离心方向擦拭上肢（每侧肢体 3 分钟），翻身浴巾盖于后背注意保暖，擦拭腰背部，穿衣、脱裤，观察皮肤，用浴巾铺盖于下肢，擦拭下肢（适时换毛巾），观察老人情况，撤热水袋，清理用物，30 分钟后复测体温，38.5℃以下撤冰袋。

操作后

撤除浴巾，整理床单位、老人卧位舒适、洗手，记录体温单，清理用物。

● **操作视频：**见光盘（12 温水擦浴降温有效）

实例分享

杨奶奶，78 岁，老人上呼吸道感染引发高热，体温为 39.5℃，现小黄遵医嘱为老人进行温水擦浴降温。

操作前 态度和蔼、询问并肢体接触（摸额头）、关闭门窗、调节室温、松开床尾盖被。

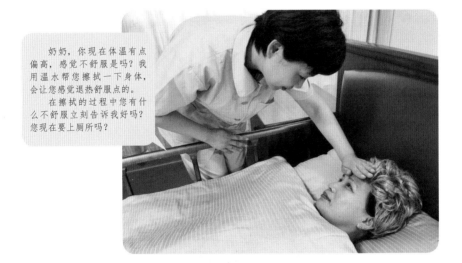

> 奶奶，你现在体温有点偏高，感觉不舒服是吗？我用温水帮您擦拭一下身体，会让您感觉退热舒服点的。
> 在擦拭的过程中您有什么不舒服立刻告诉我好吗？您现在要上厕所吗？

操作中 擦拭前检查老人皮肤情况、动作要轻柔、注意保暖和随时观察老人情况，擦拭的顺序双上肢、腰背部、双下肢。禁擦拭区域：胸前区、腹部、后颈、足底、阴囊。30 分钟后测体温、体温降至（腋温）38.5℃以下撤去冰袋。

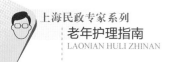
在您的额头放个冰袋，可能感觉有点凉，如果有什么不舒服就马上告诉我。

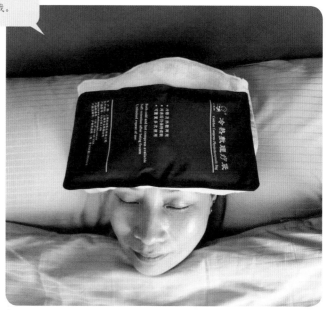

冰袋下面要垫毛巾

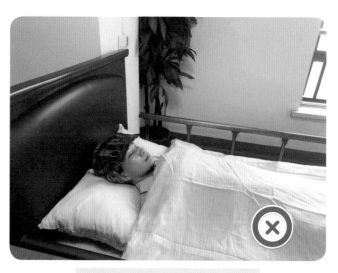

冰袋下未垫毛巾

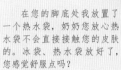

在您的脚底处我放置了一个热水袋，奶奶您放心热水袋不会直接接触您的皮肤的。冰袋、热水袋放好了，您感觉舒服点吗？

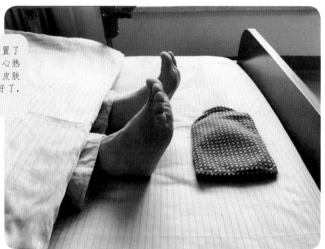

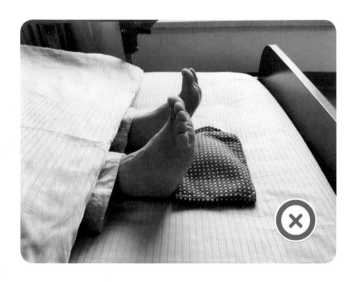

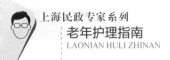

温水有点凉，这样有利于散热，您有什么不舒服一定要告诉我。

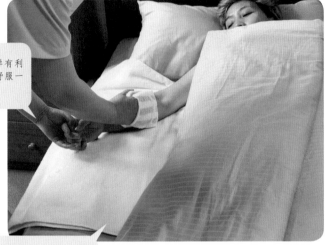

奶奶擦好了感觉舒服点了吗？您先休息会，我过半小时来给您测个体温。

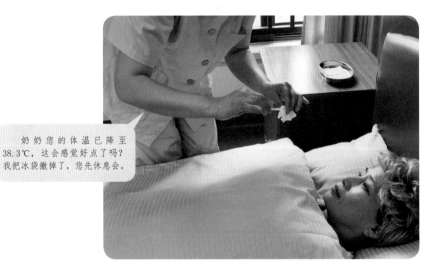

奶奶您的体温已降至38.3℃，这会感觉好点了吗？我把冰袋撤掉了，您先休息会。

操作后 整理床单位、开窗通风（勿使对流风直吹于老人）、轻轻退出老
人居室、洗手、记录老人体温和护理交接班记录。

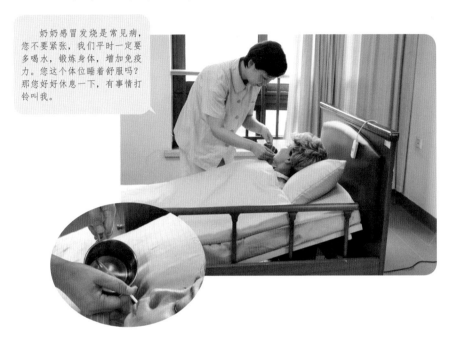

奶奶感冒发烧是常见病，您不要紧张，我们平时一定要多喝水，锻炼身体，增加免疫力。您这个体位睡着舒服吗？那您好好休息一下，有事情打铃叫我。

TIPS
工匠小贴士

· 老人因中暑高烧时，可以调低室温，利用对流散热带走体内
热量，有助降低体温。
· 预留一侧腋窝勿放置冰袋，以便后续测温观察。
· 对于酒精过敏的老人，禁用酒精擦浴。

第二章　特需护理抓好重点

第一节
预防压疮有法子

压疮又称压力性溃疡、褥疮。压疮预防是为长期卧床老人避免局部组织长期受压，促进血液循环，保持皮肤的正常功能，防止组织破损和坏死等并发症发生的一种护理操作方法。

关键知识点

◎ 操作中

注意保暖，避免不必要的身体暴露。

◎ 热敷时

注意水温，防止水温过冷或过热。

◎ 按摩时

力度要适中，如局部出现红肿、皮肤破损应避开，在周围处用拇指指腹进行按摩。

所需物品

脸盆1个　温水45℃±2℃　毛巾1条　浴巾1条　软枕若干　翻身卡　乳液或滑石粉　快速洗手凝胶

操作步骤

操作前

核对老人、自我介绍、询问老人情况、了解老人肢体状况，取得老人配合；

关门窗、调节室温、拉上床幔、洗手（冬天注意暖手）、戴口罩（按需）、备齐用物携至老人床旁。

操作中

护理员协助老人移至近侧床沿处，检查双侧耳廓及上肢肘关节鹰嘴部位，协助老人翻身侧卧（背对护理员），将老人肢体摆放舒适，确保老人卧位稳妥，按需垫上软垫。打开老人背部盖被，检查受压部位皮肤情况（枕骨、肩胛、髂骨、尾骶骨、足跟），将老人背部衣服上卷至肩部铺盖浴巾，注意保暖。测水温，护理员用温热毛巾包裹手掌，对背部的骨突处（两侧肩部、髋部、骶尾部）进行3—5分钟的热敷，用大小鱼际沾乳液或滑石粉进行全背3—5分钟的按摩；

用大小鱼际从臀上方起沿脊柱两旁向上按摩至两侧肩胛部，再转向下至髂部，对骨突处稍作停留多按摩几下；

用手的拇指指腹（老人偏胖时用大小鱼际）从腰椎处沿脊椎向上按摩至颈椎，再向下按摩至腰椎处；

用大小鱼际按摩骶尾部；

按摩后用浴巾吸净背部乳液，整理好老人衣服、合理使用棉垫、软枕。

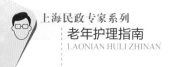

操作后

助老人卧位舒服，盖好盖被，整理用物、洗手、记录老人翻身时间、皮肤情况。

◎ **操作视频：**见光盘（13 预防压疮有法子）

实例分享

杨奶奶，88 岁，脑梗后遗症，长期卧床不能自行翻身，二便需护理，有压疮史，老人 2 小时前更换体位，现由小黄为老人翻身并做压疮预防护理。

操作前 面带微笑、态度和蔼、关门窗、拉床幔、帮助老人解二便、洗手、备齐用物。

奶奶好！您已经平躺了两个小时，是不是感觉要更换一下体位啦！在更换体位前我先帮您看看尿布是否要更换。

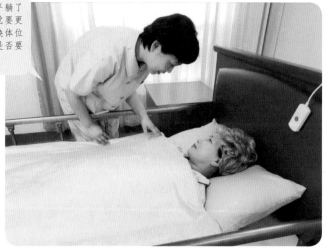

操作中 按摩动作轻柔、态度柔和、沟通合理、密切观察老人皮肤及身体情况变化。

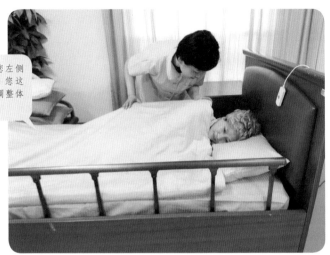

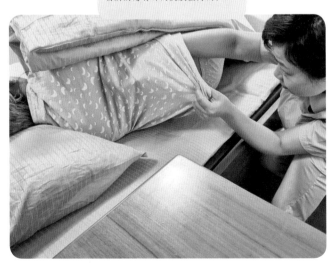

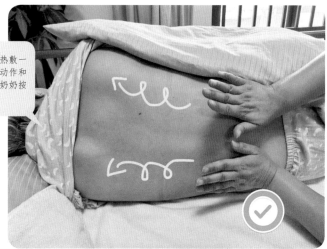

我用温水帮您背后热敷一下，然后再按摩。奶奶动作和平时一样您不要紧张，奶奶按摩了一会觉得舒服吗？

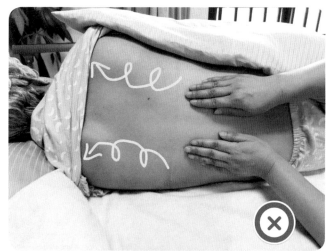

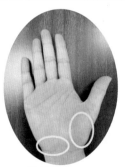

用大鱼际按摩

操作后 整理用物、开窗通风、洗手、记录翻身卡、轻轻关门退出居室。

> 奶奶我在您的背后、腿部垫个软枕您觉得舒服吗？奶奶您现在休息一会，我去洗个手给您泡杯茶。

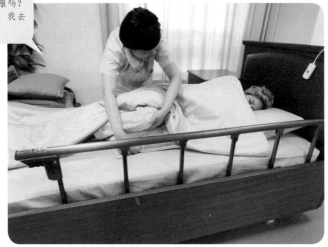

协助老人舒适侧卧休息

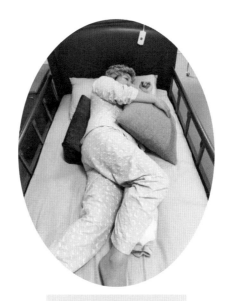

肢体舒适功能位摆放：
垫软枕于膝下，怀抱软枕。

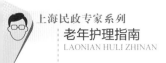

奶奶您现在休息一会,
我去洗个手给您泡杯茶,有
事打铃叫我哦。

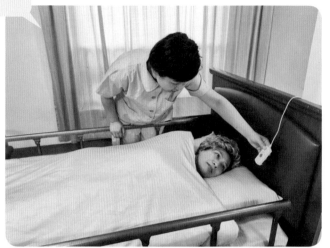

TIPS 工匠小贴士

· 冬天为老人按摩骨突处时用乳液能增加皮肤的弹性避免皮肤干燥,夏天用滑石粉(爽身粉),保持皮肤干燥,但切记两者不可同时使用,以免造成皮肤毛孔堵塞引发毛囊炎。

· 老人采取坐位时,尾骶骨皮肤易受压,因此持续坐轮椅时间不宜超过2小时。

· 长期卧床的老人衣服应选择棉质、柔软的材质,建议使用气垫床。

第二节
轮椅转运有妙招

　　轮椅转运是照护者和老人之间相互配合，利用轮椅将行动不便的老人从一处安全移动到另一处的过程。

关键知识点

◎安全上下坡

　　上坡时照护者上半身稍前倾，以身体支撑轮椅向前推行。(图2-2-1)

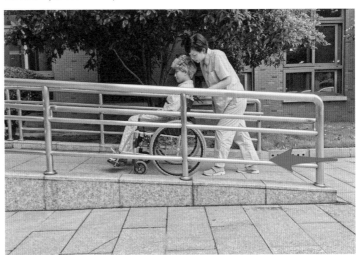

(图2-2-1)

　　下坡时照护者将轮椅调头，使老人背部朝下坡的方向，照护者用身体顶住轮椅慢慢地倒退着下行，并随时观察身后地面及环境情况，确保安全。

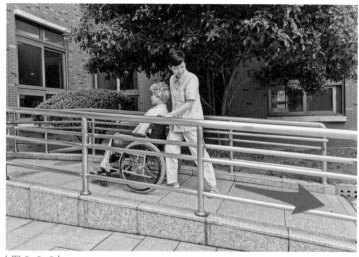

（图2-2-2）

◎巧劲过浅沟

　　遇到浅沟时，可运用杠杆原理，踩压轮椅车下的脚踏管，配合手部按压手把（图2-2-3），使前轮先抬起稍前行过浅沟后，放下前轮，微抬后轮，慢慢向前推行，后轮越过浅沟处后，放下后轮，继续前行。

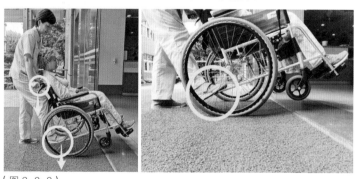

（图2-2-3）

◎轮椅刹车要及时到位，避免老人因扶握未固定刹车的轮椅而发生跌倒等意外。

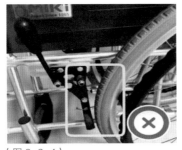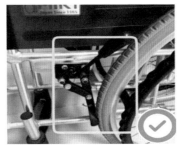

（图 2-2-4）

所需物品

轮椅　　毛毯（按需）

操作步骤

步骤 1 沟通评估

自我介绍、核对并询问老人情况、了解老人肢体状况，协助二便，取得配合；

检查轮椅性能、洗手（冬天注意暖手）。

步骤 2 离床转运

将轮椅推至老人患侧处与床尾夹角约 30° 左右固定轮椅刹车，给老人穿上衣裤并移动至近侧床沿，为老人穿上鞋子。嘱老人的手抱住照护者的颈部或搭于腰部，扶老人坐起，护理员抱住老人的腰（图 2-2-5），使老人站稳后移动老人的脚，将老人安全地坐在轮椅上；

协助老人的双脚放于轮椅的踏脚板上，转至老人身后将老人轻轻抱起向后使老人坐稳（图 2-2-6），系上安全带，按季节使用毛毯，整理老人的床铺呈备用状并将枕头竖于床头，送老人外出（注意上下坡、过浅沟的方法）。

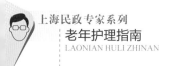

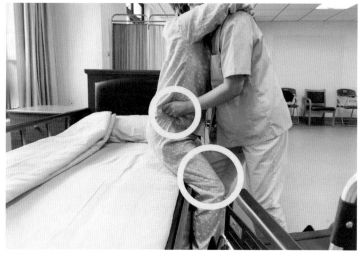

（图 2-2-5）

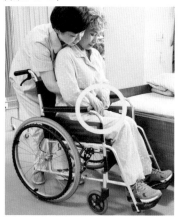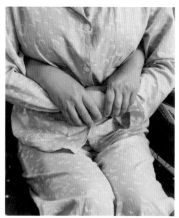

（图 2-2-6）

步骤 3 协助回床

回房时将轮椅推至健侧处与床尾夹角约30°左右固定轮椅刹车，踏脚板翻起将老人的双脚放于地面，松开安全带，取下毛毯，嘱老人的双手抱住照护者颈部或搭于腰部，照护者抱住老人的腰，翻起两侧脚踏板（图2-2-7），使老人站稳后移动并坐于床沿，协助老人平卧，为老人脱去鞋子和衣裤，取舒适卧位。

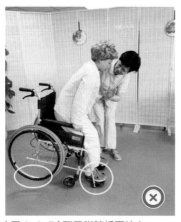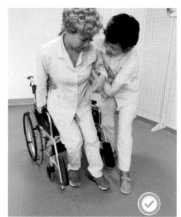

（图 2-2-7）翻开脚踏板再站立

步骤 4 物品归位

　　轮椅车擦拭消毒后归还原位、固定轮椅刹车、毛毯
按需处理、洗手。

🔘 **操作视频：**见光盘（14 轮椅转运有妙招）

 实例分享

　　杨阿婆，85 岁，患高血压，糖尿病，无导管类
治疗，双腿无力需坐轮椅出行。老人对答切题，思
维清楚，今午睡后，照护者帮助她参加院内的园艺
活动。

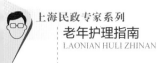

操作前 语气柔和、关门窗、检查轮椅性能确保安全、洗手、备用物。

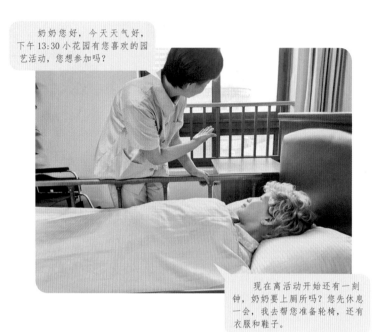

奶奶您好，今天天气好，下午13:30小花园有您喜欢的园艺活动，您想参加吗？

现在离活动开始还有一刻钟，奶奶要上厕所吗？您先休息一会，我去帮您准备轮椅，还有衣服和鞋子。

操作中 随时观察老人情况、多和老人交流、注意出行安全。

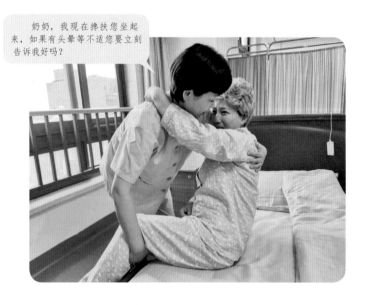

奶奶，我现在搀扶您坐起来，如果有头晕等不适您要立刻告诉我好吗？

奶奶有没有头晕呀？现在转个身坐到轮椅上，奶奶放心轮椅刹车已经固定好了，您坐上去吧，没有问题。

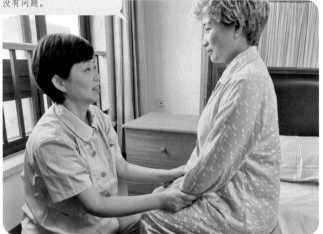

奶奶您坐得有点靠前了，这样不安全，我们一起用力往后坐一点，给您用上保护带，脚踏在轮椅踏板上，腿上盖条毛毯，奶奶这样舒服吗？

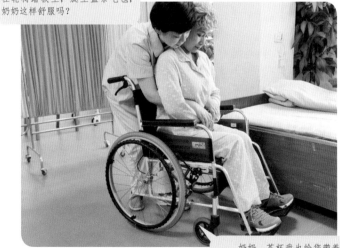

奶奶，茶杯我也给您带着，您口渴的话及时告诉我。我们准备出门啦！

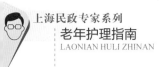

操作后 轮椅刹车固定、记录老人参加活动情况、轻轻退出老人居室、洗手。

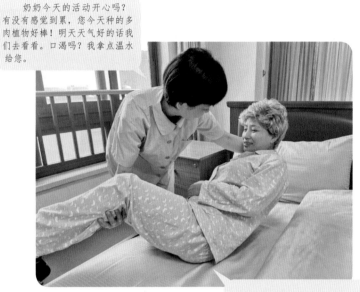

奶奶今天的活动开心吗？有没有感觉到累，您今天种的多肉植物好棒！明天天气好的话我们去看看。口渴吗？我拿点温水给您。

奶奶有些累了对吗？那您躺着休息一会儿，您有事情打铃叫我。

TIPS
工匠小贴士

· 转运过程中做到动作缓慢，提前协助老人做好肢体活动，能有效避免体位变换引起的不适。

· 对于偏瘫老人的患肢需安置在舒适的功能位，并做好保护措施。

· 认知障碍或躁动老人使用轮椅时，保护固定扣应放于轮椅车的靠背后，避免老人自行解开保护带而发生意外。

· 老人回床时，先将枕头竖于床头板前，以免老人躺下时头部碰撞受伤。

第三节
叩背排痰有诀窍

久病体弱、长期卧床、排痰无力者需要深呼吸、有效咳嗽、背部叩击、吸痰等辅助方法协助排出痰液，有利于疾病恢复。

关键知识点

◎ 老人体位舒适（侧卧位或引流体位）、安全。叩击部位要准确，避开肾区和脊椎。

◎ 叩背手法正确

五指并拢微弯曲，手背隆起手掌呈空心状。（图2-3-1）

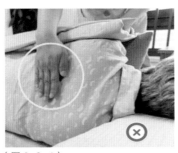 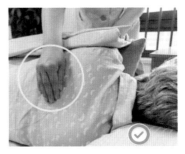

（图2-3-1）

◎ 叩背方法：

从下至上，由脊柱两边向中间叩击，背部从第9肋间隙向上叩至肩部，每次叩击的部位要与上一次部位重叠1/3，不可遗漏。

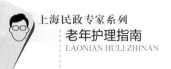

◎每次叩背时间以5—10分钟为宜，并应在餐后2小时至餐前30分钟完成。

◎叩击力度要适宜，教会老人正确的咳嗽方法，咳痰后观察痰液量、性质、颜色。

所需物品

软枕3—4个　　纸巾　　笔　　记录单　　漱口水

操作步骤

操作前

核对老人、自我介绍、询问了解老人肢体状况及咳嗽咳痰的情况，给予老人或家属解释操作目的，取得老人配合；

环境准备：关门窗、调节室温、拉上床幔；

洗手（冬天注意暖手）、戴口罩、备齐用物携至老人床旁。

操作中

松开床尾被，合理放置老人身上的导管，移动老人身体至远侧（不推、拉），翻身侧卧（手臂着力部位正确），老人卧位舒适垫枕，老人体位稳定、舒适。铺纸巾于嘴角，暴露背部，检查老人后背皮肤是否完好，拉平衣服进行叩背，叩背位置及部位要准确，不能叩击肾

区和脊椎上；叩拍时先从后背部的肺底向上至肩下（图
2-3-2）；每次叩击的部位要与上一次的叩击部位重叠
3/1，不可遗漏；叩完一侧再叩另一侧，每侧叩击的次数
至少 3 遍，叩击的力度要适宜。完成后及时清理老人嘴
角痰迹，协助漱口或给予温开水，垫软枕于后背部，老
人卧位舒适，床单位整洁、开窗通风，避免对流风吹于
老人。

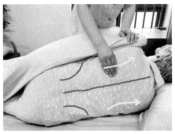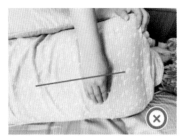

（图 2-3-2）红色区域为肾和脊柱叩拍禁区

操作后

　　洗手、记录痰的量和性状，颜色，有异常的及时告
知医生。老人的痰液按规定处理，软枕经常放于阳光下
暴晒 6 小时以上。

　　◎ **操作视频：**见光盘（15 叩背排痰有诀窍）

实例分享

　　杨奶奶，91 岁，退休工人，脑梗后遗症，长期卧
床，最近感冒喉咙有痰，现由小黄为老人进行更换卧
位，协助老人排痰护理。

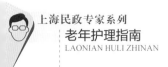
操作前 面带微笑、合理解释、调好室温、拉好床幔、注意老人隐私保护。

> 奶奶您喉咙有痰咳不出来，我帮您翻个身、拍个背教您把喉咙的痰咳出来好吗？奶奶先帮您翻个身，面对着我可以吗？谢谢奶奶！

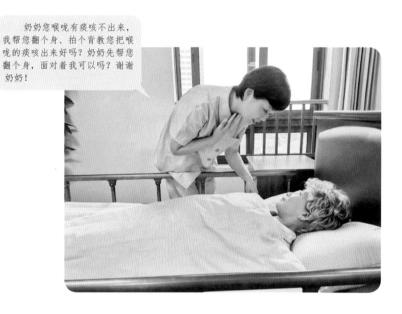

操作中 动作轻柔、注意保暖、密切观察老人情况、检查受压处皮肤。

> 奶奶真棒！把腿放舒服了，在您的胸前抱一个软垫，我现在看看您后背的皮肤，奶奶您的皮肤蛮好的。

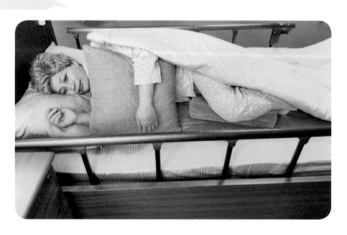

我帮您拍拍背您会感觉舒服点的,这个力度可以吗?我在您的嘴角垫上纸巾了。有痰您就咳出来。

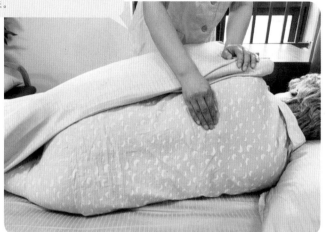

奶奶,现在您跟着我的口令深吸一口气摒3秒,然后咳嗽。您真棒把痰咳出来了许多,奶奶您先漱漱口,擦擦嘴。过两个小时后我再给您拍一次。背拍好了帮您后背垫个软垫,这样您往后靠也没有问题了,您这个睡姿舒服吗?

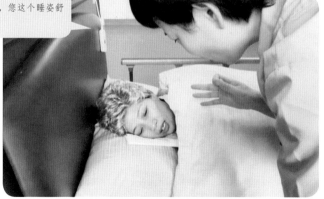

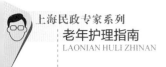
操作后 洗手、记录翻身卡、开窗保持居室无异味，轻轻退出老人居室。

您先休息会，我过两个小时后再来给您翻身，有事您也可以随时打铃叫我。

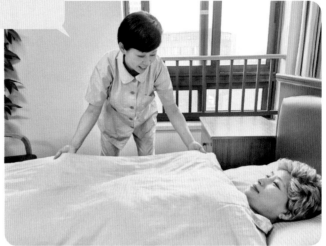

TIPS
工匠小贴士

· 叩击后教老人深吸气再咳嗽把痰液咳出，如果痰液粘稠不宜咳出，可做雾化吸入、蒸汽吸入、喝温开水等方法以助咳痰。

· 长期卧床老人每次更换体位时给予叩背，可帮助老人将痰液松动，起到预防肺部感染的作用。

第四节
洗发擦浴有技巧

（一）洗发

洗发可以除去头发中的污秽和脱落的头屑，尤其对于卧床老人，能增加头皮血液循环，预防毛囊感染，让老人感觉舒适清爽。

洗发关键知识点

◎注意水温、防止烫伤，注意保暖、防止着凉。

◎操作过程中确保老人体位舒适，尤其颈部的保护。

◎洗发时间不宜长，洗发完毕及时用毛巾擦干头发。

◎使用电吹风为老人干发时，电吹风口应与头发保持 30cm 的距离。

洗发所需物品

扣杯式洗发盆　　小毛巾 2 块　　（40—45）℃温水　　水桶 1 个　　水壶 1 个　　防水单 1 条　　棉球 2 个　　纱布 1 块　　洗发液　　梳子　　吹风机（按需）

洗发操作流程

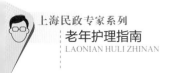

沟通评估老人情况、了解老人肢体及头皮状况，取得老人配合；

关门窗、调节室温、拉上床幔；

洗手（冬天注意暖手）、戴口罩；

备齐用物携至老人床旁。

操作中

放下操作侧床护栏，将老人略移动至近侧床沿（注意安全），防水单铺于枕头上，右手抬起老人上身，左手将枕头迅速移至老人后腰部并拉开防水垫，将扣杯式洗发盆垫上毛巾枕于老人头下，用毛巾沿着老人后颈平整地围于老人颈部（保护老人衣领和盖被），耳内塞棉球、纱布平铺遮盖双眼以防水进入。测水温后，用温水冲湿老人的头发并涂抹洗发液，护理员用指腹轻轻按摩老人的发根，最后用温水冲净老人头发（在洗头的过程中密切观察老人情况）。清洗结束撤去纱布和棉球，用老人颈部的干毛巾包裹头发，将老人上身略抬起，迅速撤去洗发盆并将枕头移至老人头下，用毛巾擦干老人的头发，用温水毛巾给老人洗脸，冬季头发不宜擦干可使用吹风机低档吹干，用梳子将老人的头发梳整齐，撤去毛巾和防水单，将老人移动至床中间，取老人舒适体位，拉上床护栏。

操作后

整理床单位、老人卧位舒适、拉开床幔、开窗通风、处理用物、洗手。

◉ **操作视频：** 见光盘（16 洗发有技巧）

实例分享

　　杨奶奶，88 岁，长期卧床，反应迟钝，日常护理需帮助完成，今天小黄为老人进行床上洗头。

操作前 态度和蔼、语气柔和、居室温湿度适宜、洗手准备用物、用物按序合理放置。

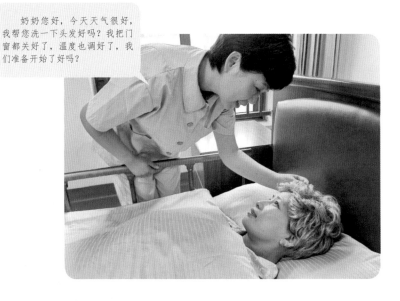

奶奶您好，今天天气很好，我帮您洗一下头发好吗？我把门窗都关好了，温度也调好了，我们准备开始了好吗？

操作中 动作轻柔、沟通合理、移开床头、随时观察老人情况。

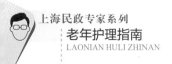
在您的枕头上放条防水单，现在我要搀扶您坐起，把枕头移至您的腰际。

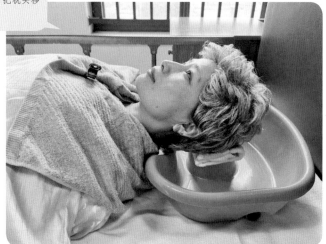

奶奶我要在您的耳朵里塞一个棉球眼睛上盖一块纱布，这样洗发的时候水就不会流到您的耳朵溅到眼睛上了。

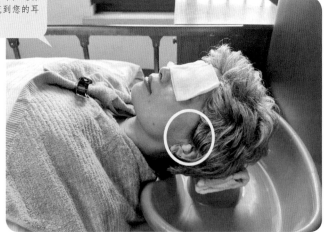

我现在用温水冲湿您的头发，涂上洗发液轻轻按摩您的头皮，您有什么需要及时告诉我，我会尽量按照您的要求为您服务。

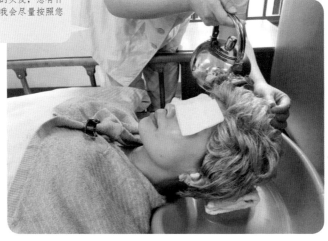

操作后 整理床单位、床头柜归位、处理用物、老人卧位舒适、轻轻退出居室、洗手。

奶奶头发洗好了，我用毛巾包裹吸干您的头发。

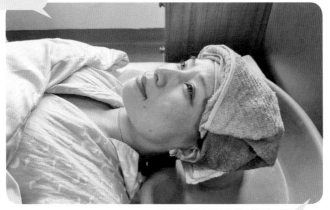

头发洗好了，有没有感觉舒服点呀？脸上溅到了几滴小水珠，我用温水毛巾给您擦一下。

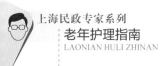
您的头发擦干了，我用梳子给您梳一下，您这样躺着舒服吗？

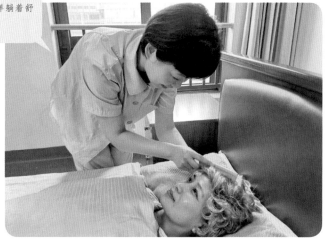

TIPS
工匠小贴士

· 洗发后使用电吹风时，应避免吹风机的电线在老人身体周围晃动。

· 长期卧床老人头发打结时，可涂抹少量白酒后梳理。

（二）擦浴

擦浴是通过对身体表面的清洗揉搓，达到促进血液循环，加快皮肤新陈代谢，有助于改善睡眠，消除疲劳，提升老人的舒适感。

擦浴关键知识点

◎注意水温，每次换水时应试温，防止烫伤或水温过冷。

◎注意保暖，避免过度暴露，注重隐私保护，确保老人舒适。

◎擦洗过程动作宜轻、稳，用力均匀，防止弄湿床单、被褥。使用肥皂擦浴时最后必须用温清水擦拭干净，避免残留皂液对皮肤产生刺激。

◎擦洗过程中应注意上下身换盆、换水、换毛巾擦拭，保证擦拭干净且水温适宜。

◎遵循穿脱衣原则：先穿患侧，后穿健侧；先脱健侧，后脱患侧。

擦浴所需物品

毛巾 3 条　　脸盆 2 个　　（45—50）℃温水　　浴巾 1 条　　清洁衣裤　　梳子　　爽身粉或乳液　　茶杯（温开水）　　按需备指甲钳　　热水瓶　　便器　　棉签　　护理车　　水桶 2 个（温水桶、污水桶）

擦浴操作流程

操作前

沟通评估老人情况、了解老人肢体状况，取得老人配合，协助排便；

关门窗、调节室温、拉上床幔；

洗手（冬天注意暖手）、戴口罩（按需）；

备齐用物携至老人床旁。

操作中

洗脸：浴巾垫于老人枕头上，脸盆倒入温水、测水温、浸湿毛巾后四折，用毛巾的各个面依次擦洗眼睛—额头—鼻翼—脸颊—下巴—颈部；

上肢清洁：脱去老人的衣服（偏瘫老人先脱健侧）松开裤腰，浴巾半垫半盖于老人上身及手臂，用半干毛巾包裹在护理员的手上从老人的手背向上擦至肩部（外侧—内侧），再绞干毛巾擦拭第二遍后用浴巾吸干手臂上的水分（两湿一干），对侧手臂同法；

胸腹部清洁：换水，测水温，擦洗时由老人颈部向下擦拭，两乳用"8"字型擦拭，腹部用"Z"字型擦拭（两湿一干）；

背臀部清洁：协助老人翻身侧卧，背对护理员，用浴巾遮盖老人背臀部，擦拭时从老人腰骶部向上擦拭至肩部，后臀部以打圈的方式擦拭（两湿一干），按需涂上滑石粉或乳液；

穿衣、脱裤：助老人平卧后用一字穿衣法为老人穿好上衣（先患侧后健侧），松开裤腰，将老人的裤腰逐渐往下脱去裤子（双侧裤脚同时往下）；

换水换盆换毛巾；

会阴清洁：浴巾铺于老人臀部下方，助老人脱去裤子绞干毛巾由会阴上方向下擦至肛门处（不可来回擦拭）；能自行擦拭会阴的老人应告知会阴部擦拭的方法。换水换毛巾；

下肢清洁：将浴巾半铺半盖于老人下肢，测水温后毛巾绞半干包裹于护理员手上，由脚踝向大腿根部方向擦拭（外侧—内侧—下方），对侧下肢同法擦拭（两湿一干）；

穿裤：为老人穿上干净的裤子（先穿患侧后穿健侧）；

足部清洁：将浴巾往下垫于足部，卷裤管至膝部，嘱老人双膝关节弯曲，被子上掀，在老人膝关节下方竖向垫一软垫，测水温放水盆，将老人的双脚逐一放入温水中清洗干净（先脚趾—脚背—脚心—脚踝），用毛巾擦干后，用浴巾吸干脚上水分（尤其是脚趾缝），撤浴巾；

老人卧位舒适，按需梳头、修剪指（趾）甲；

护理员洗手，给老人喂温开水；

整理床单位，拉上床护栏，按需开窗通风。

操作后

整理用物、用物分类处理后晾干备用、洗手。

◉ **操作视频：**见光盘（17 擦浴有技巧）

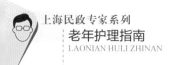
 实例分享

　　杨奶奶，90 岁，脑中风后长期卧床，生活不能自理，二便失禁，小黄每天为老人进行全身皮肤清洁。

操作前 面带微笑、表情自然、调好室温、拉上床幔、备齐用物。

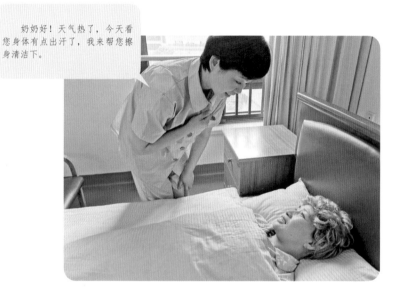

奶奶好！天气热了，今天看您身体有点出汗了，我来帮您擦身清洁下。

操作中 密切观察老人情况，适时换水，注意水温、保暖和隐私的保护、避免老人不必要的翻动，保存老人的体力。

奶奶，您闭上眼睛放轻松点，我帮您把眼角擦干净，嗯奶奶配合得真棒！

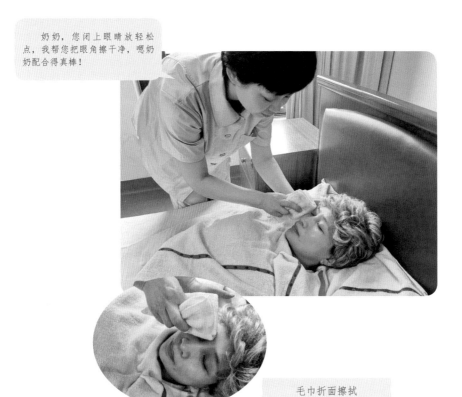

毛巾折面擦拭

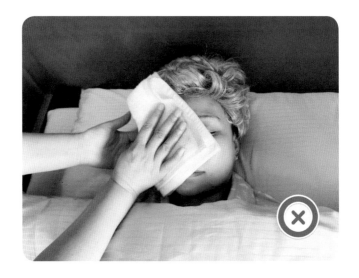

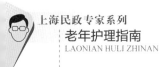
奶奶，要开始帮您擦身了，一会翻动的动作会多一些，您如果有什么需求随时告诉我，我会及时调整的。

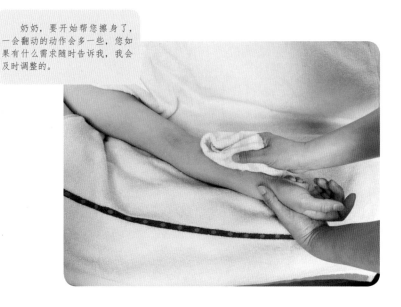

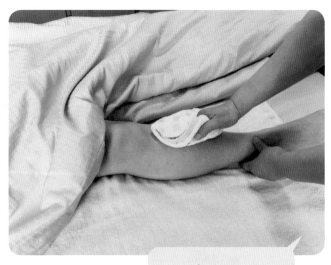

奶奶，您感觉舒服吗？

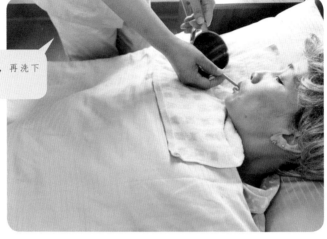

我帮您摇高床头，再洗下手，给您喝点温水吧。

3 操作后 整理用物，保持居室安静整洁无异味，轻轻退出老人居室关好门。

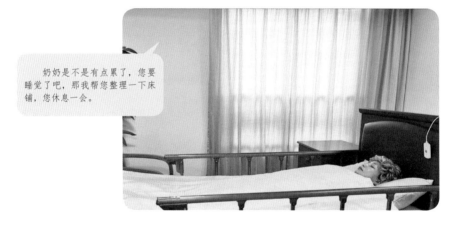

奶奶是不是有点累了，您要睡觉了吧，那我帮您整理一下床铺，您休息一会。

TIPS
工匠小贴士

- 擦拭肢体和后背时，应向心性方向擦拭。腋窝、腹股沟等皮肤皱褶处应擦洗干净。
- 每次擦浴时间控制在 20—30 分钟内完成，以免老人体力不支。
- 擦浴时留心观察老人情况，有异常及时汇报医生。

第五节
终末料理有温度

终末料理是为了保持良好的尸体外观，易于辨认，尊重逝者，安慰家属，减轻哀痛。

关键知识点

◎医生确认老人死亡后，方可进行尸体料理。

◎保持逝者面型外观，可装上义齿；嘴无法合拢者可用下颌绷带支托。

◎垫塞的棉球不宜外露，尸体有伤口的应给予更换敷料。

所需物品

尸体识别卡3张　尸单　脸盆3个　毛巾3条　温水　血管钳　棉球若干　干净衣裤（或寿衣）　平车　记录单　按需备换药敷料　隔离衣　手套等

操作步骤

操作前

环境安静整洁、了解家属对尸体料理的要求并安慰家属劝其离开、拉上床幔或屏风；

填写3张尸体识别卡、查看尸体情况、有无引流导管及伤口；

备齐用物携至床旁。

操作中

将床放平，协助尸体仰卧，双臂放于身体两侧，用大单遮盖尸体；

准备温水、洗脸、闭合双眼和口（装上假牙），脱衣裤擦洗全身（按需换毛巾、水、盆），有伤口的更换敷料，必要时用棉球将口、鼻腔、耳道、肛门、阴道堵塞，按家属要求穿衣裤，梳理好头发，在右手腕系上尸体识别卡；

将尸体移至对侧，近侧铺平尸单将尸体移入，尸单两端遮盖头部和脚，再将两边整齐地包好，绑带固定胸、腰、踝部，尸体识别卡系于腰部；

移尸体到平车上后将尸体送入停尸房（根据季节调节室温，尸体放入冷藏柜），第三张尸体卡放在停尸屉外。

操作后

按终末消毒处置用物，床上用品送洗，棉胎、枕芯阳光曝晒6小时以上，2小时翻面一次，床单位、床头柜、地面、老人使用的物品等用消毒液进行消毒。将老人的遗物等物品清点并交于家属签收，若家属不在场，应由2人同时清点并做好登记，洗手、记录。

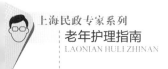

实例分享

　　杨奶奶，91岁，某日，老人于中午十二点零三分，心电图呈一直线，医生宣布老人死亡，护理员小黄为老人做终末护理。

操作前　征求家属意见，安抚并劝离家属，拉上床幔或屏风，备齐用物，态度严谨，和家属沟通合理。

奶奶您一路走好！您儿子为您买来了新衣服，我帮您穿上。

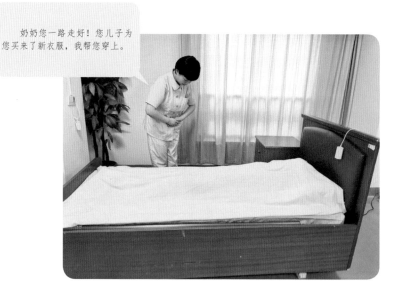

操作中　认真仔细用温水为老人擦净身体，有伤口的更换干净的敷料，有假牙的装上，三张尸体卡分别系于右手腕、胸部、尸屉外。

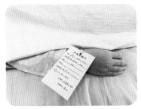 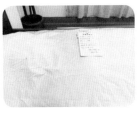 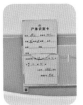

奶奶这是我最后一次为您擦身，希望您能和平时一样的配合我给您护理，我已经把床幔拉上了。现在给您穿上您儿子买的衣服。

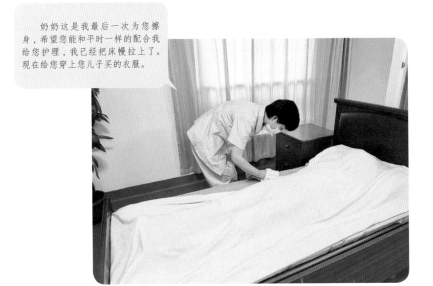

操作后 床上用品全部送洗，床垫臭氧消毒或阳光暴晒6小时以上，家具、居室地面用消毒液擦拭，老人遗物交于家属签字确认。

TIPS 工匠小贴士

· 保护逝者的尊严，关注同居室老人的感受，操作时注意遮挡，完成后应尽快转移。
· 做好家属的情绪安抚工作。

第三章　功能锻炼促进康复

第一节
如何指导穿脱衣服

指导一侧肢体不便的老人正确穿脱上衣，可以提高老人日常生活自理能力，减轻老人因功能障碍造成的影响，提升老人自我实现的信心。

关键知识点

◎在进行训练时护理员可将复杂的动作分解成若干单一动作，循序渐进，持之以恒。

◎老人在训练穿衣过程中，要注意保护患肢，避免过度拉伸，穿衣时先穿患侧，脱衣先脱健侧。

所需物品

开襟上衣2件　　记录单　　笔　　椅子

操作步骤

操作前

与老人沟通，评估左侧上肢活动能力，判断老人右侧上肢活动能力，是否愿意配合训练，训练前有无其他需要，讲解穿脱衣服训练的目标与意义。

操作中

护理员站在老人正前方讲解和示范穿脱衣服训练的要领和方法；

穿衣训练：护理员站在老人患侧，协助老人穿患侧衣袖，训练老人用健手将衣领拉至患肩，健侧手由颈后抓住衣领拉向健侧肩，将健侧手臂穿入衣袖，协助老人整理衣领，训练老人用健侧手扣纽扣；

脱衣训练：护理员站在老人健侧，训练老人用健手解开衣扣并将患侧处衣领向下露出肩部，协助老人将健侧衣领向下逐渐脱去衣袖，训练老人用健手将患侧衣袖脱出完成脱衣动作，做好老人肢体保护工作；

训练过程中经常鼓励老人，尽量让老人自行完成穿脱衣动作树立信心，如有不适应立即停止训练。

操作后

老人坐位舒适，整理老人衣物，询问老人的感受并做好记录，根据收集老人的客观信息安排下一次训练计划。

◉ **操作视频：** 见光盘（18 如何指导穿脱衣服）

实例分享

杨奶奶，89 岁，脑梗后遗症，左侧肢体偏瘫，日常生活需要协助，根据老人的个案护理要求，老人每天要进行日常生活自理能力训练，现在由小黄协助老人进行穿脱衣练习。

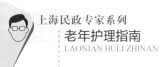
操作前 态度和蔼、沟通合理、环境整洁安静宽敞、居室温度适宜。

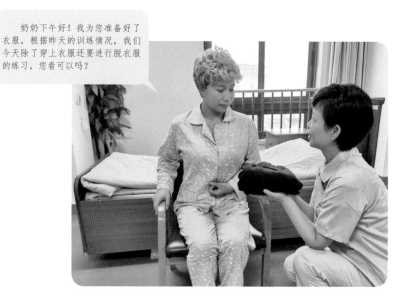

奶奶下午好！我为您准备好了衣服，根据昨天的训练情况，我们今天除了穿上衣服还要进行脱衣服的练习，您看可以吗？

操作中 使用恰当的肢体动作、讲解的语速要慢确保老人听清楚、演示要有耐心、分解动作演示时动作要稍慢。

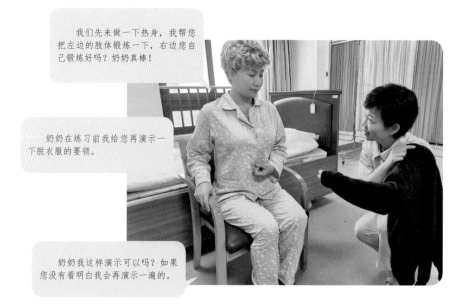

我们先来做一下热身，我帮您把左边的肢体锻炼一下，右边您自己锻炼好吗？奶奶真棒！

奶奶在练习前我给您再演示一下脱衣服的要领。

奶奶我这样演示可以吗？如果您没有看明白我会再演示一遍的。

热身运动好了我们开始穿脱衣服了，我在这里陪着您的，您放心。

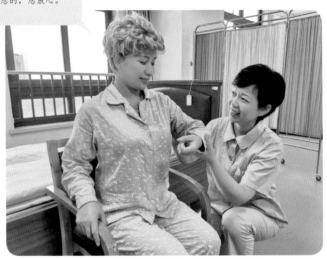

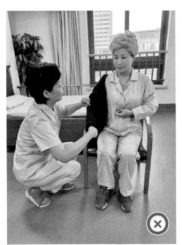
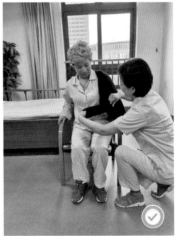

穿衣顺序先患侧，图中老人左肢为患侧

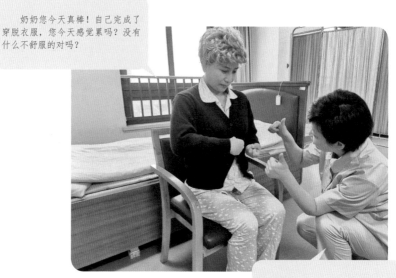

奶奶您今天真棒！自己完成了穿脱衣服，您今天感觉累吗？没有什么不舒服的对吗？

奶奶这几天我们要继续努力，星期天您女儿看见您能自己穿脱衣服一定会很高兴的。

操作后 夏天适当给老人擦汗，询问老人的感受、做好记录，安排下次练习时间，轻轻退出老人居室。

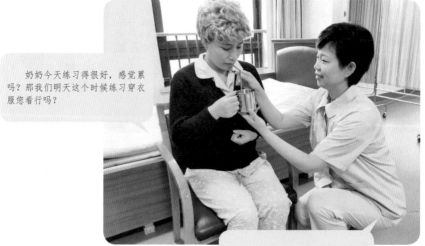

奶奶今天练习得很好，感觉累吗？那我们明天这个时候练习穿衣服您看行吗？

奶奶真棒，您现在看会电视休息一下，我给您去倒杯水。

TIPS
工匠小贴士

· 训练老人穿脱上衣时，不可以催促和给予过多的帮助，应时常鼓励老人自己完成，提高老人自我锻炼的信心。
· 指导偏瘫老人穿衣时，可在患侧手上套上布套，防止手指受伤。

第二节
如何协助站立行走

站立行走是日常生活中一项重要的活动，利用老人肢体的残存功能帮助其进行站立、行走活动，能使老人得到康复锻炼，有效恢复肢体肌肉的力量，提高老人的生活质量。

关键知识点

◎搀扶老人行走时步幅一定要与老人保持一致。

◎老人患侧肢体着力时，护理员用自己的力量支撑老人身体，确保安全。

◎在站立、行走过程中，经常观察、询问老人情况，发现异常立刻停止。

所需物品

防滑鞋

操作步骤

操作前

核对评估老人，做好解释工作，取得老人配合；

检查老人肢体力量，按需排便；

光线明亮、空气清新、地面清洁干燥、无障碍物；

备齐用物携至老人身旁。

操作中

◎**方法一**

助老人穿上防滑鞋，护理员先协助老人活动四肢后站于老人患侧，身体紧靠老人，叮嘱老人健侧手挽扶椅子扶手，健侧脚在后、患侧脚在前，护理员一手挽扶老人对侧腋下，一手托住老人患侧肘部，老人利用健侧手的力量和护理员的协助一起用力向上站起。老人站起自觉无不适后，协助老人先迈开健侧腿，再迈患侧腿。慢慢向前走，护理员与老人的步幅相同，确保老人安全。

◎**方法二**

助老人穿上防滑鞋，护理员站于老人正前方，护理员一侧膝盖屈曲、身体前倾，助老人双手交叉抱于护理员颈部，护理员双手抓住老人腰部，慢慢伸直膝盖，与老人一起站起，确定老人站稳无感觉不适后再迈开腿慢慢向前走。

操作后

助老人取舒适坐位，评估记录老人活动量及感受，洗手。

◉ **操作视频：**见光盘（19 如何协助站立行走）

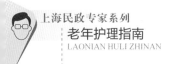

 实例分享

　　杨奶奶，78岁，脑梗后遗症，左侧肢体活动受限，思维清楚，每天由小黄为老人进行站立行走锻炼。

操作前 态度和蔼、沟通合理、评估行走环境、评估老人身体情况。

> 　　奶奶今天您的气色很好，人也挺精神。今天下午13：00活动室有手工课，我搀扶您过去一起参加好吗？奶奶，我们先活动一下肢体。

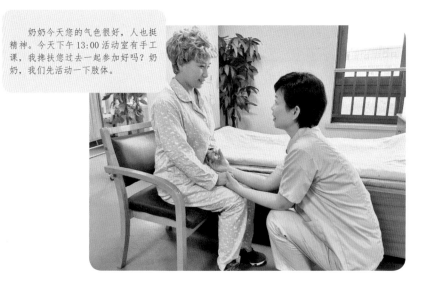

操作中 动作轻柔缓慢、随时观察老人情况、多说鼓励的话。

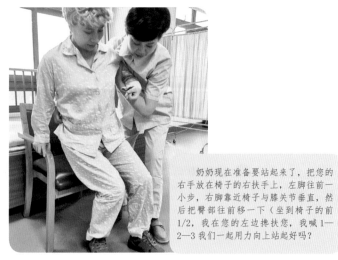

> 　　奶奶现在准备要站起来了，把您的右手放在椅子的右扶手上，左脚往前一小步，右脚靠近椅子与膝关节垂直，然后把臀部往前移一下（坐到椅子的前1/2，我在您的左边搀扶您，我喊1—2—3我们一起用力向上站起好吗？

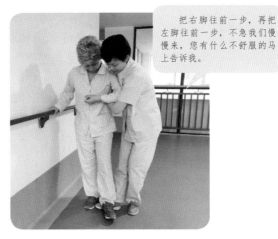

把右脚往前一步，再把左脚往前一步，不急我们慢慢来，您有什么不舒服的马上告诉我。

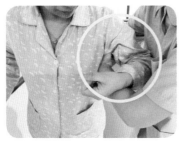

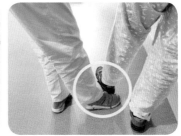

操作后 评估老人站立、行走能力，做好记录。

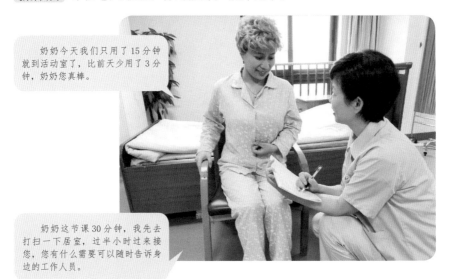

奶奶今天我们只用了 15 分钟就到活动室了，比前天少用了 3 分钟，奶奶您真棒。

奶奶这节课 30 分钟，我先去打扫一下居室，过半小时过来接您，您有什么需要可以随时告诉身边的工作人员。

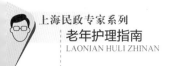

工匠小贴士

·操作前观察老人的情绪和精神状态，如有身体不适，不可强行进行行走锻炼，以免发生意外。

·从坐位到站立动作必须缓慢，防止老人体位性低血压。

·在站立前应给予患侧肢体"伸、拉、抬"等功能锻炼，以免在变化体位的过程中，老人因肢体不协调而发生危险。

第三节
如何使用助步用具

助步器能保持老人身体平衡，减少下肢承重，改善步态改进步行功能，帮助行动不便或偏瘫老人能借助它可以轻松慢行。

关键知识点

◎协助老人行走中避免拉、拽老人的胳膊，步伐与老人保持一致，以免造成跌倒。

◎严格遵从医生或康复师为老人选择的助步器和步行要求指导老人。

◎老人首先移动的是助步器，调整好重心，身体平衡稳定后再移动脚步。

◎老人没有掌握使用助步器前，需有护理人员陪伴行走，防止发生意外跌倒。

◎老人使用的助步器应放置在固定点并随手可及的地方。

所需物品

椅子　　拐杖　　毛巾　　记录单　　笔

操作步骤

操作前

核对老人，自我介绍，告知老人训练的项目及要求，询问老人有无其他需要；

评估老人身体情况和训练意愿，了解老人肢体情况，协助如厕；

环境准备：居室宽敞无障碍物、温湿度适宜、空气清新、环境安静；

洗手并温暖双手；

用物备齐携至老人居室。

操作中

老人着装合体，穿好防滑鞋，坐在椅子上；

护理员根据康复师制定的训练方案向老人解释训练的目标、内容和时间，以取得老人的配合；

检查拐杖各部位是否完好，指导老人根据身高调节拐杖高度的方法；

护理员讲解和示范三点步行（先拐杖、后患侧、再健侧）(图3-3-1) 和二点步行（先手杖和患脚、再健脚）(图3-3-2) 使用拐杖行走的方法；

护理员站在患侧保护老人（必要时可以使用保护带），协助老人做好热身运动。将拐杖放置于老人健侧身体处，嘱老人患脚在前健脚在后，健侧手握住椅子扶手指导老人用健侧肢体的力量慢慢站起（护理员在患侧协助同步站起），嘱老人健侧手握住拐杖，护理员观察询问老人情况，无异常后指导老人先拐杖、后患侧、再健侧三点式行走，或指导老人先拐杖和患侧、再健侧二点式行走。训练过程中观察、询问老人感受，如有不适或出汗，应停止训练，休息片刻用毛巾为老人擦去汗渍，老人行走过程中应给予鼓励。

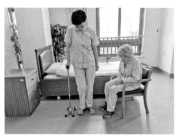 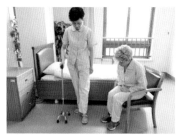

（图3-3-1） （图3-3-2）

操作后

老人体位舒适，拐杖放置于老人随手可取的固定位置，了解老人学习行走的感受和使用中存在问题、帮助指导解决，预约下次训练时间、洗手、记录。

操作视频： 见光盘（20 如何使用助步用具）

实例分享

杨奶奶，75岁，中风后5个月，左侧肢体偏瘫，经过康复治疗后站立稳定，近期康复师要求杨奶奶使用四脚拐杖进行行走训练，由护理员小黄每天14:00协助老人使用拐杖行走训练。

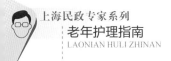
操作前 使用鼓励性语言、沟通要合理、态度诚恳、评估环境安全宽敞、居室温湿度适宜、洗手并温暖双手。

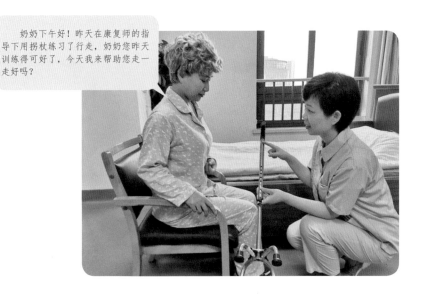

> 奶奶下午好！昨天在康复师的指导下用拐杖练习了行走，奶奶您昨天训练得可好了，今天我来帮助您走一走好吗？

操作中 检查拐杖是否完好、演示拐杖行走时适当提问、随时观察老人情况、语言恰当、要有足够耐心。

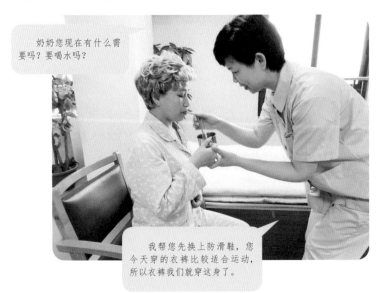

> 奶奶您现在有什么需要吗？要喝水吗？

> 我帮您先换上防滑鞋，您今天穿的衣裤比较适合运动，所以衣裤我们就穿这身了。

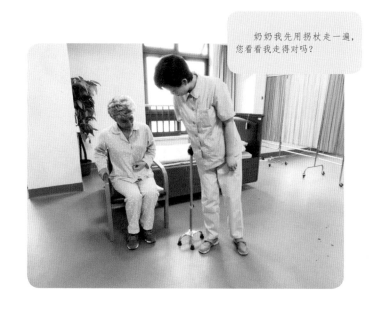

奶奶我先用拐杖走一遍，您看看我走得对吗？

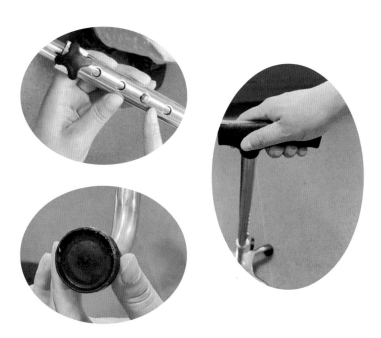

检查拐杖各部件

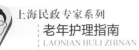
奶奶现在轮到您了，拐杖根据您的高度已经调好了，我给您放在右边。奶奶我们做一下热身运动，我帮您把左侧肢体活动一下。

奶奶现在我们准备站起来，您先把左脚略放前面点，右脚略在左脚后，右手握住椅子扶手，我搀扶您的左侧。

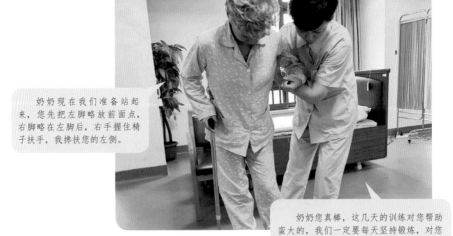

奶奶您真棒，这几天的训练对您帮助蛮大的，我们一定要每天坚持锻炼，对您恢复会有很大作用的。奶奶我们先进行三点式行走然后再练习二点式行走。

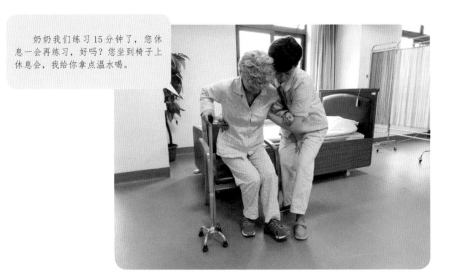

奶奶我们练习 15 分钟了，您休息一会再练习，好吗？您坐到椅子上休息会，我给你拿点温水喝。

操作后 轻轻退出居室、客观记录老人运动感受、安排下次训练时间、洗手。

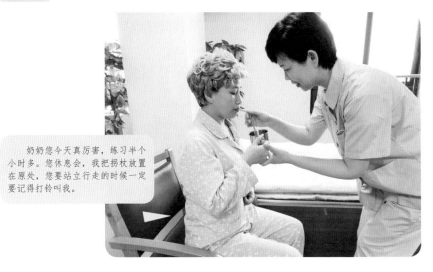

奶奶您今天真厉害，练习半个小时多。您休息会，我把拐杖放置在原处，您要站立行走的时候一定要记得打铃叫我。

TIPS 工匠小贴士

· 老人初次使用助步器前，护理员应用模拟方式指导老人掌握使用助步器的方法。

· 指导老人选择适合自身需求的助步器，并接受相关指导使用，确保行走安全，偏瘫老人宜使用四脚拐杖行走；下肢无力老人宜使用助行器。

第四节
如何进行被动运动

运用基础康复知识技能，帮助老年人进行个性化的肢体康复训练，以维持关节活动范围，促进肌力恢复，预防肌萎缩和关节挛缩畸形。

关键知识点

◎肢体被动运动时，顺序应从大关节到小关节。

◎运动幅度应从小到大，强度以老人不感觉疼痛为宜。

◎活动过程中观察老人神志，面色，呼吸及耐受等情况，手法轻柔，不可使用暴力或蛮力。

所需物品

毛巾毯　　小枕头

操作步骤

操作前

核对、询问老人情况、了解老人肢体状况，采取正确的体位，取得老人配合；

关门窗、调节室温、拉上床幔；

洗手、备齐用物携至老人床旁。

操作中

盖被扇形折叠于床尾，大浴巾盖于老人身上，换上小枕头；

肩关节运动（屈曲、伸展、外展、内收、内外旋转）、肘关节运动（屈、伸、旋前、旋后）、腕关节运动（屈、伸、环转）、手指运动（屈、伸、旋转）、髋关节运动（屈、伸、膝屈曲、内外旋转、外展、内收）、膝关节运动（屈、伸、环转）、踝关节运动（屈、伸、环转、外翻、内翻）、趾关节运动（屈、伸、旋转）；

取下浴巾、盖被、换上大枕头。

操作后

整理床单位，老人卧位舒适，洗手，记录老人康复情况。

◉ **操作视频：**见光盘（21 如何进行被动运动）

实例分享

杨奶奶，87 岁，脑中风后遗症，左侧肢体偏瘫，长期卧床，护理员小黄在康复师的指导下，每天为老人进行肢体被动运动。

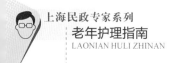
操作前 态度和蔼、语气柔和、关门窗、调节室温、洗手、准备用物。

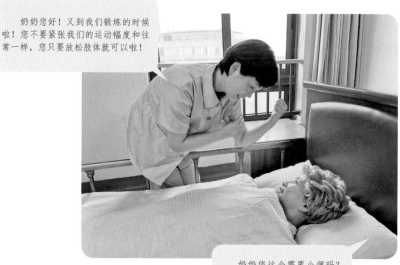

奶奶您好！又到我们锻炼的时候啦！您不要紧张我们的运动幅度和往常一样，您只要放松肢体就可以啦！

奶奶您这会需要小便吗？没有其他需要的话我们准备开始啦！

操作中 语气柔和、动作轻柔、注意老人感受、经常使用鼓励性言语、移动家具时不要发出刺耳的声音。

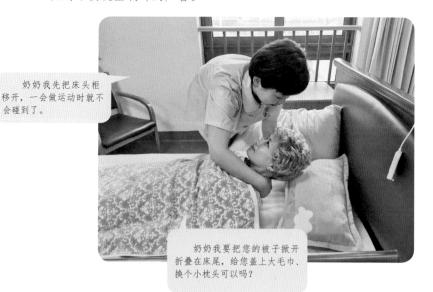

奶奶我先把床头柜移开，一会做运动时就不会碰到了。

奶奶我要把您的被子掀开折叠在床尾，给您盖上大毛巾、换个小枕头可以吗？

奶奶我现在动动您的手臂！这个幅度可以吗？没有什么不舒服吧！

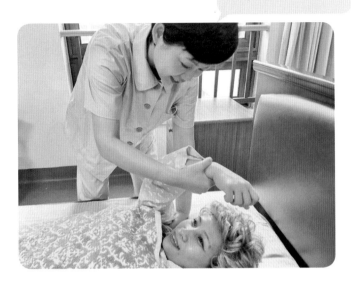

奶奶我现在给您抬抬腿好吗？如果在锻炼的过程中您觉得有什么不舒服的请您及时告诉我，我可以及时调整。

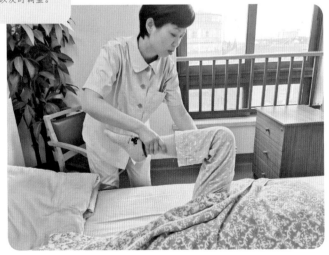

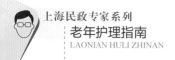
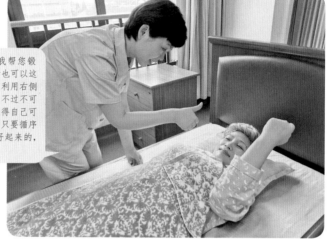

奶奶左侧的肢体我帮您锻炼，您右侧的肢体平时也可以这样动动，平时您也可以利用右侧的肢体帮助锻炼左侧，不过不可以勉强锻炼，一定要觉得自己可以的情况下完成锻炼，只要循序渐进我们一定会慢慢好起来的，奶奶我们一起加油！

操作后 老人卧位舒适、整理床铺、移回床头柜、开窗通风、洗手、记录老人康复情况。

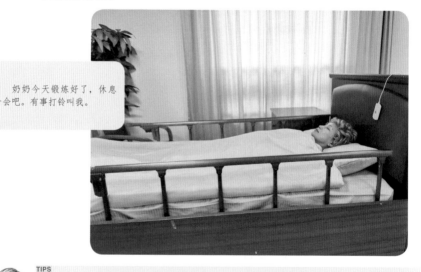

奶奶今天锻炼好了，休息一会吧。有事打铃叫我。

TIPS 工匠小贴士

· 脑卒中老人宜每日锻炼，运动量根据老人的耐受力而定，锻炼的时候避免屏气及过度用力。

· 康复锻炼中要经常鼓励老人，使老人充满信心，针对骨质疏松的老人，在运动中应掌握适当的幅度，确保老人安全。

· 要充分发挥老人的残存功能，鼓励老人自行洗脸、梳头、更衣、进食等。

第四章　心理疏导、行为干预融入日常

第一节
老年人常见心理问题

当人类迈入老年阶段，人体各种生理功能逐渐衰退，机体对周围环境复杂变化的应激能力和承受挫折的抵抗能力都明显下降，比如老年人面对即将来临的疾病和死亡会产生焦虑、恐惧等心理；对职业生涯的终止、丧偶、子女不在身边的"空巢"、身边好友相继离世等生活事件常会带来悲观、无助、抑郁等复杂的心理变化。而这些变化将直接影响老年人在老化过程中的生理健康、心理健康以及各类老年疾病的预防和发展，最终影响老年人的晚年生活质量和生命质量。作为养老从业人员，应了解和掌握老年人常见的心理问题以及正确的应对方法。

（一）离退休综合征

1 定义

离退休综合征是指老年人因离退休后不能适应新的社会角色、生活环境和生活方式的变化而出现的焦虑、抑郁、悲哀、恐惧等消极情绪，或因此产生偏离常态的行为的一种适应性的心理障碍。这种心理障碍往往还会引发其他心理疾病，影响身体健康。

2 主要表现

◎无奈感

许多老年人到了退休年龄还是不愿离开工作岗位，总觉得自己还有能力继续下去，但面对国家政策以及岁月不饶人的现实，老年人感到无奈和无能为力。

◎无用感

在离退休之前，在单位受人尊重，事业上有成就感，一旦退休，人走茶凉，由有用转为无用，心里产生极大的落差，导致老年人有强烈的失落感。

◎无助感

离退休之后，老年人离开了原有的社会圈、人际圈，社交范围变窄，朋友变少，孤独感的产生使老年人感到无助、无所事事。

◎无望感

离退休老年人面对已既成的事实会产生无望感，对未来的晚年生活感到失望，情绪低落，郁闷、沮丧，行为退缩，对以往的兴趣爱好减退，不愿主动与人交往。

◎躯体方面表现为头痛、头晕、失眠、乏力、全身不适等症状。

3 护理应对方法

要正确引导老年人调整心态，正视离退休的状态，逐步适应离退休所带来的各种变化，即实现离退休社会角色转变。告诉老年人人的衰老是自然客观规律，无法避免，同时，养老也是老年人应有的权利，国家赋予老年人安度晚年的社会保障制度，让老年人从心理上接受和认可这个事实。

合理安排晚年生活，让老年人坚定对美好晚年生活的信心，重新找到自己想要的生活、学习和发挥余热的工作，做到老有所学，老有所为，老有所乐。

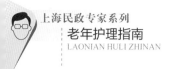
善于发现老年人的兴趣爱好，提供丰富的娱乐活动，鼓励老年人积极参与，比如写字作画，种植绿植，唱歌跳舞，打牌下棋等，既能陶冶情操，还能锻炼身体，舒缓情绪。

扩大人际社交，缓解内心孤独感。在养老机构内住养的老年人可以通过工作人员组织的各类活动结识其他老年朋友，同时，要鼓励老年人经常与老同事、老街坊邻居通电话，相互走访探望，保持以往的良好关系。

（二）"空巢"综合征

① 定义

"空巢"综合征是指无子女或子女成人后相继离开家庭，形成中老年人单独居住的状况。有两种情形：一是单身家庭中的老年人；二是指老夫妇二人家庭。这两类家庭的老年人因无子女或与子女分居，人际关系疏远使老年人产生被分离、舍弃的感觉，常出现孤独、空虚、寂寞、伤感、情绪低落等一系列心理失调症状。当今社会，随着独生子女的父母步入老龄阶段，"空巢家庭"成为老人家庭的主要形式。

② 主要表现

◎精神空虚，无所事事

子女长大成人尤其成家后相继离开父母。老年人由原来长年形成的既规律又紧张的生活，突然转入松散、无规律的生活状态，精神空虚使得他们无法很快适应，继而出现情绪不稳、烦躁不安、无所事事，加上社会活动减少，人际关系疏远，导致老年人对自我价值的怀疑，认为自己无用更无助。

◎ 生理躯体症状

因受"空巢"应激影响产生的不良情绪，可导致一系列躯体症状和疾病，如失眠、早醒、头痛、食欲不振、心慌气促、消化不良、高血压等；有些还会引起疼痛泛化，即老年人本身常有一些慢性疾病引起的疼痛，但并没有很严重，"空巢"综合征可能加重疼痛，也就是所谓的"孤独感引起的疼痛泛化"，大大影响了老年人的生活质量。

3 护理应对方法

正确引导老年人积极面对，让老年人感到是自己把子女抚养成人，并成为有用人才，提升老年人自我成就感。同时，把独自生活或者入住养老机构安度晚年作为自己重新融入社会，锻炼社会适应能力的机会，从而战胜"空巢"综合征。

对于新入住养老机构的老年人来说，因改变了居住环境，由原来子女陪伴在身边成为与陌生人一同居住生活，生活习惯和脾气性格的不相同，会加重焦虑、郁闷的心理感受，因此护理人员要做好老年人子女的思想工作，让他们充分认识到老年人在心理、生理上可能遇到的问题，做到经常与父母通过各种方式进行情感和思想的交流。比如有空常来院探望老人，多陪伴老人，与老人一起聊聊家常，说说自己的生活、工作，第三代小辈的成长情况，也可以有的放矢地为老人做点事等，给予老人精神上的慰藉。

第二节
老年人心理健康的维护和促进

（一）老年人心理健康的标准

综合国内外心理学专家对老年人心理健康标准的研究观点，结合我国老年人的实际情况可概括如下。

1 有正常的智力、感觉和知觉、良好的记忆

判断事物时基本正确，不发生错觉；回忆往事时记忆清晰，记得起重要的事情；回答问题思路清晰，条理清楚；有想象力；有一定学习能力，能不断适应新的生活方式。

2 有健全的人格，情绪稳定，意志坚强

积极情绪多于消极情绪；能够适当表达和控制自己的情绪，乐观开朗，知足常乐；办事有始有终，不轻易冲动；面对精神刺激或压力有较强的承受能力。

3 有良好的人际关系

能与周围大多数人保持人际关系的和谐，能乐于帮助他人，也乐于接受他人的帮助；与家人保持情感上的融洽，有充分的安全感。

4 能适应环境，行为正常

能以积极的态度处事并与外界保持接触，能与大多数人的心理活动一致，正确认知社会的进步和发展；能坚持正常的生活、工作、学习和娱乐等活动，且一切行为符合自己的身份和角色。

（二）维护和促进老年人心理健康的措施

1 帮助老年人正确认识"生、老、病、死"

比如在思想上有所准备，承认并能够正确面对衰老，客观意识到虽然岁月不饶人，体力不支不能逞强，但可以利用自己的特长为社会和集体继续发挥余热，从而使老年人获得心理上的满足感；此外，帮助老年人实事求是评价自己的健康状况，不要过度对自己的疾病产生悲观、焦虑烦躁和忧心忡忡，这种精神状态反而会加重疾病和身体的不适，加速衰老，应积极配合治疗和护理，保持乐观开朗的心情，养成良好的生活方式；面对身患重病的老年人，护理人员应帮助他们克服恐惧的心理，树立正确的生死观，做好基础护理，减轻疾病带来的痛苦，可以通过播放音乐舒缓老人悲观的情绪。

2 帮助老年人重塑"老有所为""老有所乐"的观念

护理人员一旦发现老年人存在"离退休综合征"和"空巢"综合征时，应提供各类活动场所和组织娱乐项目，让老年人积极参加各项活动，比如民管会代表、伙委会代表、兴趣班组长等，实现老有所为的理想，这不仅能提高老年人自我管理的意识，还有助于身心的健康；同时，鼓励老年人参与各类兴趣小组活动，能使老年人保持乐观的情绪，还能保持对周围事物的好奇心，与时俱进，保持积极进取的人生态度，进而提高了生活质量、体现人生的价值。

3 指导老年人"老有所学"

研究表明，对老年人的视、听、嗅、味等感觉器官

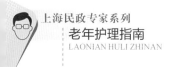
进行适当的刺激，可增进老年人感知觉功能，提高记忆力、想象力、思维力等认知能力，减少老年性痴呆的发生。可以引导老年人根据自身的具体条件和兴趣爱好参加一些文化活动，如绘画、园艺、健身操、诵读、音乐等，同时通过医护人员健康知识讲座，让老年人了解掌握常见老年慢性病的防治知识。还可以通过阅读报刊，组织观看新闻了解国内外大事，学习新知识，更新观念，紧跟时代步伐，做到"活到老、学到老"。

④ 指导老年人建立良好的家庭、社会及人际关系

家人是老年人一生之中最为重要的陪伴者，也是老年人内心最信赖的依靠者，是老年人的精神支柱，有专家认为"健康从家庭开始"是有一定的道理。亲情最能表达人性之美，给人带来温馨快乐。因此，护理人员发现老年人与家人发生矛盾心情不愉快时，应及时给予心理疏导，一方面，让老年人要以宽容大度的胸怀处理好与晚辈的关系，不要过多参与年轻人的事务中。另一方面，也要劝导老人的家人多多理解老年人的心理状态，充分体谅老年人各种能力的衰退现象以及当前的处境和心情，给予老年人更多的安慰、体贴和照顾，让他们轻松愉快欢度晚年。此外，对于养老机构中老年人之间的人际关系，护理人员也要密切关注，一旦发现老年人之间产生意见分歧、性格不合而造成的矛盾、争吵，应该站在公正的角度看待问题，尽可能对双方老年人给予劝解，促进矛盾双方化干戈为玉帛，营造和谐团结的良好氛围。总之，良好的家庭、社会及人际关系，有利于老年人的健康长寿。

第三节
老年人常见精神障碍

老年性精神障碍又称老年性精神病，发生在 60 岁及以上的老年期，由脑萎缩、脑血管疾病、脑变性等大脑衰老性疾病所致的一类精神障碍。早期以记忆减退为首发症状，继而出现焦虑、抑郁、易激惹以及人格改变，随着年龄增长，病情快速发展、恶化，3 至 5 年内可出现不同程度生活不能自理，呈痴呆状。在日常为患有精神障碍老年人护理过程中，护理人员应掌握常见的老年精神障碍症状以及护理措施，对于老年人的情绪管理有很好的帮助。

（一）老年期焦虑症

1 定义、原因及表现

老年期焦虑症是指发生在老年期，以广泛和持续焦虑或反复发作的惊恐不安为主要特征的神经症性障碍。随着年龄的增长，老年人的焦虑心理会日益突出。常有易烦恼、紧张、过分自责、适应能力差、敏感等性格特征。大多数是因为各种生活事件、疾病或药物副作用、老年人体弱多病，行动迟缓，力不从心等引起。

2 护理措施

首先要评估老年人的健康史、身体状况、心理－社会状况以及借助焦虑量表测量老年人的焦虑程度；一般护理中，要为老年人提供安静、安全、舒适、无刺激的

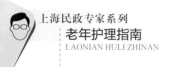
休养环境，室内光线柔和，部分自理缺陷的老年人护理人员要为老人制定日常生活计划，必要时协助完成；对症护理中，根据老年人产生焦虑情绪的原因给予精神支持，如认同老年人的感受、分散老年人的注意力以减轻紧张的情绪、帮助老年人尽快适应新生活环境、新角色，开展心理疏导，必要时，协助分析老年人可能存在的家庭困扰，确定正向的人际关系，寻求解决方法，根据老年人的生活习惯和受教育的程度指导他们采取有效的应对方式减轻焦虑。此外，还可通过用药护理和健康教育的方式给予药物治疗和指导老人自我疏导、自我放松。

（二）老年期抑郁症

1 定义、原因及表现

抑郁症是一种以持久的心境状态低落为特征的神经症，主要表现为情绪低落、焦虑、迟滞和躯体不适等，但这些症状不是器质性病变引起。老年期抑郁症泛指存在于老年期这一特定人群的抑郁症，是老年期最常见的功能性精神障碍之一。可能由于老化给老年人的生理、心理、社会文化带来重大影响，使老年人易产生抑郁情绪，多数是由于老化造成中枢神经系统活动改变等生物因素，老年人对疾病的耐受力减退，疾病的压力等生理病理因素以及心理-社会因素造成。主要表现为情绪低落、兴趣缺乏、思维迟缓、行为活动减少、焦虑、妄想、意志消沉、睡眠障碍和自杀倾向等。

2 护理措施

首先评估老年人的健康史、身体状况（包括精神症状、躯体症状）、心理－社会状况、借助抑郁量表测量老年人的抑郁程度；一般护理中，护理人员要鼓励老人白天参加娱乐活动和适当的体育锻炼，夜间入睡前为老人创造舒适的睡眠环境，养成有规律的生活；饮食方面给予易消化、清淡、多种营养和新鲜蔬菜、水果，少吃油腻和淀粉类食物；自杀倾向是抑郁症最为严重、最为突出的危险症状，老年人往往有事先准备，但行动隐蔽。护理人员必须做到能识别自杀的动向，这就需要护理人员主动与老年人建立良好信任的人际关系，能及时发现老年人异常举动或情绪变化，及时消除住养环境中存在的自伤危险物品，如刀剪类、绳子类，必要时安装窗户限位器，情况严重时需要看护在老人身边。心理护理方面，护理人员应协助老年人逐渐减少对事物负向看法，通过帮助老年人回顾对事物的优点、长处等确认来增加正向看法；鼓励老年人表达自己的想法，并逐渐引导老年人关注外界、创造接触外界的机会，协助改善处理问题、人际互动和增强社交的技巧。此外，还可通过健康教育、培养兴趣、多与社会保持联系、鼓励子女多探望老人，给予精神上的关心。养老机构还可以组织集体娱乐活动增进老年人之间的相互交往。

（三）老年期痴呆

1 定义、原因及表现

　　老年期痴呆是指老年期由于大脑的退行性病变、脑血管性病变和脑外伤、肿瘤、感染、中毒或代谢障碍等病因所致的以痴呆为主要临床表现的一组疾病。主要包括阿尔茨海默病（AD）、血管性痴呆（VD）、混合型痴

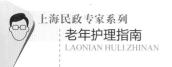

呆（MD）和其他类型脑外伤、颅内血肿等引起的痴呆。以阿尔茨海默病为例，主要原因与高龄、遗传、神经生化改变、脑血管疾病、脑外伤和叶酸、维生素 B12 缺乏，内分泌疾病、酒精中毒、一氧化碳中度、金属铝中毒对脑功能损害有关。根据病情演变，最初表现为记忆减退，尤其是近期记忆减退明显，学习能力下降，语言能力下降，定向力障碍，抽象思维和判断能力受损，情绪不稳定、易激惹、偏执、急躁、认知能力障碍，人格改变，对周围事物和人减少兴趣、缺乏热情，敏感多疑；中期时，完全不能学习，远期记忆受损，注意力不集中，定向力进一步丧失，会迷路或走失，出现失语、失认、失用、失写、不能计算，日常生活自理能力下降，人格进一步改变，行为紊乱，无目的徘徊，精神恍惚，有攻击行为，本期老年人患者不能独立生活需特别照顾，也是护理照护中最困难的时期；痴呆症末期生活不能自理，卧床不起，大小便失禁，智力完全丧失，无自主运动，不会吞咽，成植物人状态，完全失能。

② 护理措施

对于痴呆症初期的老年人，日常生活自理能力尚存，护理人员可以指导老年人穿衣、进食、简单洗漱、如厕等活动，鼓励老年人参加益智动手健脑娱乐活动，协助老年人对住养生活环境的认识，诱导正向行为，积极开发智力、记忆等锻炼，也可以通过简单数字计算减缓计算能力的退化；提供安全固定的生活环境，居室内家具摆设尽可能简洁，少些复杂，可以放些老人以往使用过的且喜爱的老旧物件、家人照片等，以增加老人内心的安全感。危险物品由机构工作人员统一管理，避免发生意外伤害事件。在心理情绪护理方面，注重维护老年人的自尊，多换位思考进行疏导，避免与老年人发生争执，遇事可采取鼓励、赞赏、分散转移注意力的方法；鼓励老年人参与有益的文娱活动和力所能及的各类活动；开展对老年人及其家属预防阿尔茨海默病的科普知识宣传，普及相关知识，重视对痴呆症状的早期发现，鼓励及早就医，定期做体检，积极防治心脑血管疾病、糖尿病等慢性病，改变不良嗜好，维持科学用脑、劳逸结合的良好习惯。

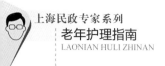
第四节
认知障碍老人情绪干预——"老小囡"照护法

日常工作中，我们经常为解决某个具体问题反复仔细观察，找到问题根源，并通过提供解决的方法、手段达到最终目的。方法创新就是以解决具体问题为直接目的。经过多年在一线护理岗位的工作经验总结，护理员在为认知障碍老人进行生活照料过程中，沟通或接触时的态度、言语及行为往往在不经意间触发老人的情绪变化，从而造成老人表现出低落或愤怒的情绪，因此照料认知障碍老人时不仅需要有足够的耐心，注意说话语调、态度和内容，更需要针对不同个体的生活背景，摸索出各种有效的服务方法，即根据认知障碍老人的自身特点，设计适合老人个性特点的照料服务方法，让我们的照顾与关怀更贴切他们原有的生活方式，从而延缓认知障碍发展的进程。

（一）生活情景再现法

通过设置情境、场景、人物、情节，再现某一生活事件的场面，或某一人物在某一刻的心理和行为的一种表现手法。生活情景再现法通过让认知障碍老人曾经的生活情景再现，来唤起老人的回忆，从而稳定老人的情绪，给予其安全感，缓解认知功能的衰老速度。

◎案例1

许阿婆，患有中度认知障碍，老人对地点、空间概念混乱，自从入住养老机构，经常走错房间，睡错床。

但老人能认识自己和家人的照片。于是，我们将老人的照片贴在居室门上，将全家福照片摆放在老人的床头柜上，床上还放着一只老人特别喜欢的毛绒玩具。经过护理员几次引导，老人能逐渐依靠这些熟悉的物件找到自己的房间和床铺，纠正了她走错房间、睡错床的判断性错误。

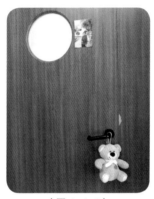

（图4-4-1）

◎案例2

郑婆婆，重度认知障碍，老人入院后对养老机构内的座椅非常排斥，白天，护理员们将老人搀扶到大厅让她坐下，她却常常坐下不久就自行离开椅子，在走道里颤颤巍巍来回走动，护理员们担心老人双腿无力，行走容易跌倒，但又找不到更好的办法，非常着急。一次与家属沟通后，得知老人在家时经常坐在阳台上，女儿专门买了一把小巧别致粉色的露台椅子给老人使用，每天老人都会坐在这把椅子里晒太阳看风景。于是，护理员让家属从家中拿来放在活动大厅的固定位置，老人看见自己曾经使用过的熟悉的椅子之后，便非常愿意也很安心地坐在曾经一直使用的椅子参与活动、看电视等，情绪也变得更加稳定了。

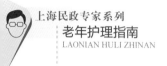
◎案例 3

　　石阿婆，中度认知障碍，日常生活需完全帮助，经常会吵闹，而且不停说话，不能按时完成三餐的进食。针对这种情况的老人，我们要从家属那里获取老人的客观信息，了解老人以前的生活状态、喜好和从事的工作，然后针对老人的特点制定日常活动计划。老人在患阿尔兹海默病之前，每天负责早晚接送孙子上下课，作息时间非常有规律，现在虽然得病了，但接送孙子上下课的"艰巨任务"一直印刻在老人的记忆中。于是护理员们为了让石阿婆恢复往日规律的作息习惯，早上等老人醒来，护理员便会提醒老人她的孙子要上课，督促老人能按时起床。午饭时告知老人孙子快放学了吃完午饭带她去接孙子，提醒老人及时进食。晚饭后告知老人孙子要做作业，不要吵闹保持安静，协助老人按时就寝，让老人觉得自己还被需要，仍然沉浸在往日的天伦之乐氛围中。

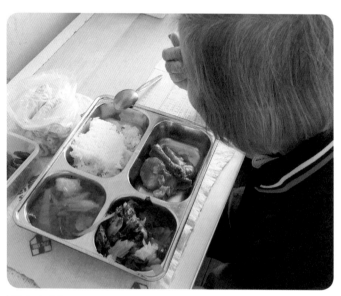

（图 4-4-2）

工作反思

通常情况下，当认知障碍老人入住养老机构后，因从熟悉的家庭环境转换到陌生的居住环境，且养老机构中的居室、床单元、橱柜外观都很相似，对于空间认知障碍的老人来说，极其容易产生混淆分不清，甚至无法自行找到自己床位的准确位置。因此，在为认知障碍老人布置居室环境时，可以在居室门口以及床单元周围放置老人以往生活或工作中熟悉的重要照片或老物件，以营造老人似曾相识的生活情景，这样可以触发对老年人记忆的刺激和产生一种"家"的认同感，唤起老人对曾经经历的记忆，缓解认知功能的衰退速度，提升老年人自我实现的最高层次。

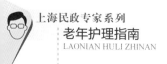
（二）重塑角色扮演法

重塑角色扮演法，就是通过重新进行角色扮演的方式，让认知障碍老人加入其中，扮演其中的角色，模仿自己所想要的某种社会角色的动作、语言、态度等，来进行自我表达的方法。通过重塑角色扮演的方式，稳定老人的情绪，增加老人与外界的交流互动，调动老人生活的积极性。

◎案例1

徐阿婆是一名退休英语教师，中度认知障碍，情绪波动大，不喜欢和他人交流。一次院内有外宾参观，老人竟然主动用简单英语欢迎外宾来访，在场所有人都觉得惊讶，之后，社工专业人员经常以英语卡片及简单日常英语会话等形式鼓励老人交流沟通，此外，老人年轻的时候还会弹一手好钢琴，至今仍然没有完全忘记弹琴指法，园区工作人员便让护理员和其他老人充当学生角色，将环境布置成有钢琴，有课桌椅的教室，徐阿婆坐在钢琴边弹奏着自己最拿手的曲子，周围坐着她的"学生们"。

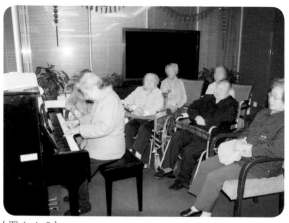

（图4-4-3）

◎案例 2

　　林阿婆，轻－中度认知障碍，曾经是一名医生，刚进养老机构时，整天心神不宁，坐立不安，子女来探望时吵着要一起回家，护理时很难让人靠近。一日看见床位医生查房，老人对医生手中的听诊器和血压计产生了兴趣，抢到手中不肯归还，于是，每当林阿婆情绪不稳定时，护理员便将听诊器交与老人手中，陪伴她到卧床老人床边，林阿婆熟练地戴着听诊器模拟医生查房的情景，那一刻，老人乐在其中。

◎案例 3

　　余阿婆，设计院离休干部，中度认知障碍，入住养老机构二周。老人不喜欢陌生人进入自己的居室，平日喜欢看电视、看报。起初，只要护理员一踏进老人居室，她嘴里便开始唠唠叨叨，护理员没有马上离开，需要整理床铺和橱柜，擦拭桌椅，老人便越发生气，甚至大骂，护理员为了不让老人继续生气激动，只能停下手中的活立即撤离。这种情况下，护理员切不可急于求成，要做到老人有需求时出现，老人无要求时消失，要进入老人房间时使用请示的语气和老人沟通，比如昨天我看到一则新闻说某某地方的房子坍塌了，我想咨询您一下关于房屋的问题等老人感兴趣的话题。这样不仅客观地了解了老人的身体情况，也促进了护理员与老人间的沟通交流，缓解了老人抵触的情绪。

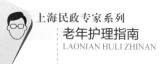
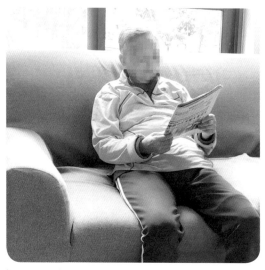

（图4-4-4）

工作反思

　　早中期认知障碍的老人近期记忆损伤，远期记忆正常，尤其对以往养成的技能、家务事的能力保持良好。当患有认知障碍的老人来到陌生环境（比如：医院或养老机构），会非常不适应周围环境，常常出现焦虑、漫无目的徘徊走动、睡眠时间概念紊乱等。在多年为认知障碍老人照料过程中，发现老人会对某些场景、事件产生兴趣，参与其中更会使老人表现出投入的情形，曾经熟悉的生活或工作场景会触发老人记忆深处最熟悉的角色，熟练的技能能够重新唤起老人的兴趣，此时，照护者给予老人一定的鼓励，会使其在自己的角色中享受快乐，消除恐惧、焦虑的心理，改善老人不稳定的情绪波动，提高老人的幸福指数。

（三）情绪顺应回应法

　　情绪顺应回应法，就是不论老人情绪状态如何，都对其进行积极回应，顺着其情绪的发展再进行有意识地引导，引向目标情绪。通过对"认知障碍老人"情绪进行积极回应，让老人感受到自己为关注的焦点，稳定老人的情绪，让老人觉得自己获得了他人的共鸣，调节老人情绪。

◎案例 1

　　陈爷爷，中度认知障碍，伴有高血压，情绪波动较大。他经常会不由自主地说自己女儿如何不好，甚至破口大骂，护理员曾经极力劝导老人并夸其女儿是孝顺懂事的，平时女儿要工作赚钱养家也很辛苦，作为父亲应该心疼女儿，但结果反而激发老人情绪的升级，更为激动。护理员便改变方法顺着老人，并说"等你女儿下次过来，我们一起批评她"之类的话，保持与老人"同感"，陈爷爷不停点头认同。

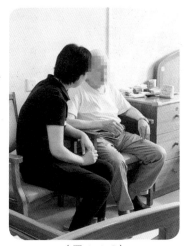

（图 4-4-5）

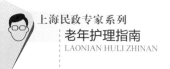

◎案例2

　　李奶奶，中度认知障碍，入住养老机构一楼照护单元，老人每日表现出烦躁、不安的情绪，为此，护理员想尽各种办法，仍不知老人为何不能适应这里的环境。一天，李奶奶的女儿过来探望，护理员在与家属沟通时注意到了一个细节，老人的女儿说，家是住在四楼的，白天她妈妈会独自站在窗户边，看着窗外小区的景色，等着儿女下班回家。原来是老人住在一楼站在窗户边看窗外的感觉与往常不一样，便觉得心里不安，于是，园区将老人调至三楼护理区，同样，每天老人习惯性走到窗户边望着园内景色，儿女们也会定时来院里探望，李奶奶的情绪逐渐稳定，恢复以往的平静。

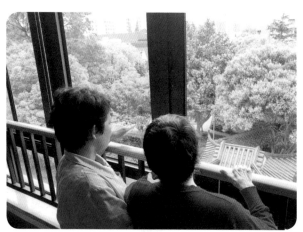

（图4-4-6）

◎案例3

  杨奶奶，中度认知障碍，能回答简单问题，情绪易波动。老人性格主观固执，她总认为自己的观点永远是正确的，听不进别人不同的看法和意见，否则就会无休止地争论下去。有一次，她忘记了晚饭后已经吃过药的事情，盯着护理员给她吃药，如果纠正老人的说法，结果就是老人会与护理员喋喋不休，不仅影响其他老人休息，而且会激发老人不良情绪。知道老人的脾气，护理员没有直接告诉老人您吃过药了，而是采取了"同理心"的说词，"护士没有给您吃药呀！这个护士不好，怎么能把杨奶奶的药忘了，但她现在下班了，明天等她来了，我们一定去告诉她的领导，让她的领导好好批评她，这会医生也下班了，我们先睡觉等明天医生来了让医生给您拿药。"老人会欣然接受。采取"顺应回应法"与老人保持"同感"，也是一种平复老人情绪的好方法。

工作反思

  当老人情绪不稳定躁动时，切不可采取批评或强制性措施，对于情绪易波动且认知障碍的老人来说，"善意的顺应"也许会得到意想不到的结果。采用和老人情绪相统一的思维模式，顺着老人的话和想法，来应对、处理，尽量不纠正或起争执，以此获得老人的"同理"感，及时调节老人情绪驱动，起到缓解不良情绪升级的作用。

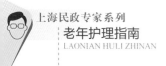
（二）关注转移吸引法

关注转移吸引法，就是运用各种方式、方法吸引认知障碍老人的注意力，转移其关注点。通过暂时性转移老人的关注点来稳定他们的情绪，缓解老人的消极情绪。

◎案例 1

张爷爷，轻－中度认知障碍，是一名离休干部，个性固执，平时喜欢看报、看新闻、听音乐，但每天护理员走进居室整理橱柜，为老人铺床叠被，做清洁卫生时，老人就表现出很反感的情绪，总是对着护理员说："房间挺干净的，你们每天打扫哪里有那么多的灰尘，老是在我面前走来走去太烦人了。"不论护理员怎么解释老人就是不愿意。于是，护理员适当调整了到张爷爷居室清洁卫生的时间，延后至社工组织老人活动的时段，这样一来，引导老人走出居室到活动大厅，趁着他参与看电视、读报或小组兴趣活动，护理员再进入老人居室整理清洁，避免了老人因为经历自己不喜欢的事件而产生的负面情绪。

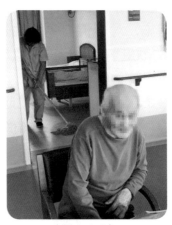

（图 4-4-7）

◎案例 2

马婆婆，中度认知障碍，情绪易波动。她时常会坐在看护椅中不停敲打着前面的挡板，不仅发出阵阵响声，还常常影响到周围其他老人的休息，老人情绪异常时护理员无法靠近与之沟通，更无法提供喂饭、洗漱等贴身护理，有几次采取强制性的干预，反而引起老人更不配合，甚至情绪异常会升级为暴力倾向。了解到马婆婆年轻时候非常注重自己的打扮，也曾经是一位追求时髦的美丽女性，护理员们便挑选一件颜色鲜艳漂亮的衣服放在老人面前说："马婆婆，这件衣服漂亮吗？穿在你身上肯定好看，气质也一定不错，我们给你穿上再拍一张美丽的照片好不好？"老人的眼光立即被艳丽的衣服所吸引，还非常配合地穿上，看着自己穿着漂亮衣服的照片，老人的情绪立即得到了缓和。

工作反思

当老人为某件事情纠结造成情绪异常时，通过平时老人的兴趣爱好，指导或帮助老人进行某项工作，把当前不良的情绪通过转移的方式，让老人将注意点投入感兴趣的活动中，从而起到平复情绪的作用。

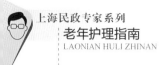

第五节
认知障碍老人进食行为干预

（一）语言沟通法

利用话题引入的方式将老人带入对他有深刻记忆的"画面感"年代，引导老人走进心灵深处，护理员一边叙述着老人感兴趣的话题，一边用鼓励表扬的话语恭维老人，营造良好轻松的进餐氛围，使老人配合完成进食。

◎案例 1

李奶奶，中度认知障碍，老人经常拒绝进食，护理员经过了解得知老人以前是住在农村，三餐时间，老人都会串门到其他村民家里边聊边吃饭，已经习惯了类似热热闹闹聚餐的用餐环境，针对这种情况，护理员在进餐时，将老人安排在人员较为集中的大厅，护理员在协助老人进餐时一边家长里短聊着事，一边用语言诱导着老人一口一口进食。

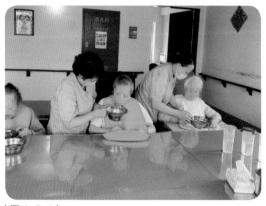

（图 4-5-1）

◎案例2

　　沈奶奶，重度认知障碍，表情淡漠，四肢功能良好可以自行完成饮食活动，但无自主进食的意识。面对这样的老人我们不可以对她的生活大包大揽，要发挥老人现有的功能，进餐前护理员帮助老人完成餐前的准备工作，协助老人洗手，并把大块的食物切成小块状，剔除骨头等，由护理员指导老人进餐，护理员手握住老人的手，一起拿起调羹或筷子夹起食物放入老人口中，叮嘱老人咀嚼后吞咽，最后1/3需老人自己完成进餐，护理员在旁指导协助。在整个进餐过程中我们采取鼓励、表扬、认可的语言给予老人最大的支持，提高老人自行进食的能力。

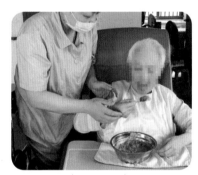

（图4-5-2）

工作反思

　　对于拒绝进食的老人，在进食前半小时和老人进行言语沟通，护理员要掌握老人情绪变化的因素，说些老人喜欢听的话语，比如家乡方言，聊聊老人感兴趣的人或事，也可以谈谈老人年轻时候社会上的一些事情，比如那个时代人们喜欢的食品，大家烧菜的方式和口味，妈妈过年时烧菜的场景和味道等，达到老人自愿进食的目的。

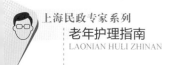

（二）肢体互动法

肢体互动又称肢体语言，通过部分肢体活动来传达用意的一种沟通方式，丰富准确的肢体语言和面部表情能诠释不同含义。老人用肢体活动表达情绪，护理员可辨识老人用其肢体所表达的心境。

◎案例1

戴阿婆，重度认知障碍，日常护理需完全帮助，表情淡漠。老人第一天入院时护理员发现，老人对口中的食物无咀嚼意识，经常含在嘴里，医生要求给予老人流质食物，但家属不同意，认为老人吞咽无异常，而且流质的营养达不到老人需求。护理员通过一段时间的摸索，发现在给老人擦嘴的时候，老人的嘴巴会动几下，于是护理员每喂食一口饭菜将老人的下巴往上轻轻抬1—2下，老人就会自己咀嚼口中的食物，抬下巴这个动作提醒了老人进行咀嚼，进食的速度和量也明显提高，每餐从1.5个小时缩短到30—40分钟，米饭也从1两增加到了1.5—2.0两，精神也好了很多。因此护理认知障碍老人时，不能用一种方法服务所有老人，应针对不同的老人采取个性化的护理措施，满足不同老人的实际需求。

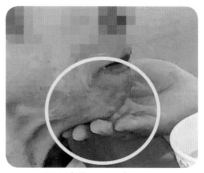

（图4-5-3）

◎案例2

　　邵奶奶，中度认知障碍，回答不切题，一日三餐需协助喂饭。平时吃饭时经常不由自主地将手伸到碗里抓取食物，导致一不留神饭菜散落一地，护理员也非常担心老人会烫伤，可是强制固定老人的双手给予喂饭会给老人及家属带来心理伤害，更为不妥。护理员便与家属沟通了解老人以往进餐时的情况，家属提供了一条非常重要的信息，老人以前在家时，家里养猫，每次吃饭时猫咪会趴在老人的双腿上，老人一手吃饭，一手抚摸着猫咪，但养老机构内不能带入小动物，所以猫咪也只能和老人分开了。了解这一信息后，护理员找来了长毛绒猫咪玩具，老人进餐时就把"猫咪"放在腿上，老人的双手会时不时地抚摸长毛绒猫咪，而且显得很安静平和，护理员顺利地进行喂食，老人的手也不来"捣乱"了。

工作反思

　　因为无法与认知障碍老人正常沟通交流，从各种途径了解老人以往生活经历中的某种状态和习惯细节尤为重要，尤其是老人长年养成的生活习惯，从体质辩证学说来讲，是符合老人自身的生理需求，盲目地改变他们的生活状态，会对老人造成心情不畅，感觉迟钝甚至情绪异常。

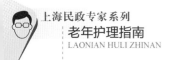
（三）味觉回忆法

社会上一直流行着这么一句话"童年的味道、妈妈亲手做的味道"。味觉是人类最早开掘出来的触觉之一，每个人随着年龄增长，对喜欢的味道记忆也随之加深，甚至形成一种依赖。老人有时候也是长不大的孩子，无法抗拒来自他们记忆深处的味觉回忆，这种记忆印刻在心灵的最深处。

◎案例1

冯奶奶，中度认知障碍，经常因情绪异常好发脾气，一日三餐不配合护理员进食。因为冯奶奶是宁波人，喜好吃家乡的特色味道，护理员便让她的家人带来老人最爱吃的乳腐，每当老人拒绝进食的时候，护理员会拿出乳腐并告诉老人这是女儿从老家带来的某某牌子的腐乳，过饭很好吃，是否记起来以前经常吃……冯奶奶看见熟悉的外包装，闻着熟悉的味道，看着护理员用调羹挖一些腐乳放在饭上，不由自主地张开嘴配合着一勺一勺饭菜入口。

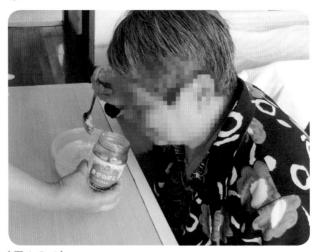

（图 4-5-4）

◎案例2

　　徐奶奶89岁，中度认知障碍，表情淡漠，经常不配
合进食。徐奶奶入院前由女儿照顾，每顿饭菜也是女儿
下厨，入院后老人每次吃完第一口饭后，无论怎么和她
交流沟通甚至喂食，就是不肯张嘴吃饭，护理员没有办
法只能和家属进行了沟通，了解老人情况后护理员提出，
希望家属每两天来探望一次，并带一些老人平时最喜欢
吃的菜肴，通过家属自带和院内提供菜肴的"融合"，逐
渐改变老人的饮食口味。我们把家属带来的一部分菜覆
盖在提供的饭菜上面，刚开始时老人先用舌头添了几下
尝尝味道后，顺利地将她的那份饭菜吃完了，其实老人
进食的第一口饭菜，才是记忆深处的"好味道"，过了一
个星期后老人能接受养老院提供的饭菜，我们也不再为
老人的进食而发愁。

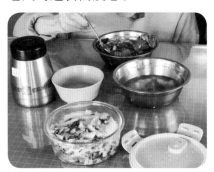

（图4-5-5）

工作反思

　　食物摄取是养老服务的重点工作，也是难点工作，
认知障碍老人由于各种因素造成食欲减退、拒绝进食
等，直接影响正常的营养摄入。通过在进餐时给予老
人曾经最熟悉最喜爱的食物，以促进食欲，提升进食
的能动性。

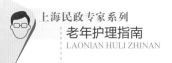
（三）个性进食法

高龄老年人营养的摄入比较重要，但由于老人牙齿缺失、咀嚼能力也在下降，影响老人进食的兴趣，让每位老人能够"好好吃饭"，是我们非常需要关注的一个方面。对于特殊老人我们应采取个性化的方法改变食物的形状，确保老人均衡摄取营养物质。

◎案例1

张奶奶，中度认知障碍，牙齿稀疏，自行进食，平时进食时遇到加工略粗的菜肴（鸡毛菜、芹菜、豆芽等），都会用手从嘴里拿出丢在地上或餐桌上，影响了同桌进餐的老人。虽然将食物粉碎后给老人食用很方便，但长期进食糊状食物会退化老人的咀嚼功能，造成唾液分泌不足，不利于食物消化。针对这样的老人护理员在进食前，用清洁的专用剪刀帮助老人将食物剪成1—2cm长短后进食，方便老人吞咽和咀嚼，还改善了老人用手从口中取食物的习惯。

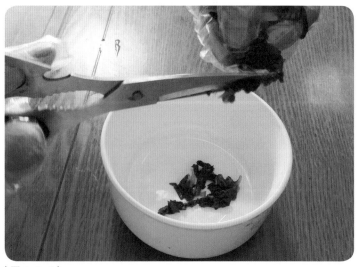

（图4-5-6）

◎案例 2

　　孙爷爷，重度认知障碍，表情淡漠，吞咽困难，半流质饮食。护理员每喂一口半流质，就要用手顺着老人下巴至颈部往下轻轻地捋抚几下，老人才会顺着护理员的动作将食物慢慢吞咽，否则老人会将食物一直含在口中不下咽。赵奶奶也是如此，是一位长期卧床的重度认知障碍老人，护理员协助喂半流质时，每喂一口，就要用手指轻轻捏捏老人的耳垂，老人便会有吞咽动作。徐奶奶喜欢将送入的食物含在口中不往下咽，护理员在喂入一口后，用勺子边缘轻轻触碰摩擦老人紧闭的双唇，得到"刺激"信号后，徐奶奶便将口中食物咽下，张开嘴迎接下一口食物。

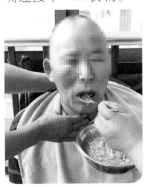

（图 4-5-7）

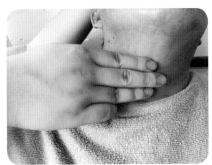

（图 4-5-8）

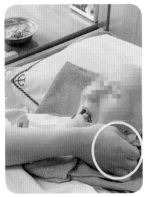

（图 4-5-9）

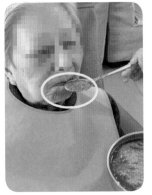

（图 4-5-10）

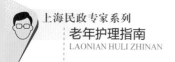

工作反思

　　对于反应迟钝的认知障碍老人，护理员给予其身体某个部位轻轻地抚摸碰触，会成为一种提醒老人并促使吞咽反射的刺激，同时，为了确保老人有充足营养的摄入，护理员们必须表现出足够的耐心。

第六节
认知障碍老人如厕行为塑造

（一）"定时"如厕法

定时排便是非常好的一个习惯，养成固定的如厕习惯对于预防便秘十分重要，它可以使排便的时间有规律，每次无论有无便意，在固定的时间如厕，可以引导老人养成定时定点排泄习惯。尤其是认知障碍老人，无法控制自己的二便行为。对于照顾者和老人来说最合理的护理措施，就是要养成老人定时排泄的习惯。每天起床就让老人如厕，长期坐位的老人应选择早餐后如厕，自己行走的老人选择起床后如厕，这样的时间差既可以节省人力，对于老人的如厕情况护理员也能做到了如指掌。但在实施计划前，必须对老人的二便情况有较为全面的了解和掌握，刚开始应根据老人的个体排泄习惯采取相应的如厕时间，做到循序渐进改变和塑造老人定时如厕的良好习惯。

◎案例1

邢奶奶，中度认知障碍，能独立行走，老人二便行为控制能力差，日间每5分钟就要吵闹如厕一次，老人有便秘，经常用手指抠大便，并将大便涂抹在身上或厕所间墙壁上。在养老护理工作中虽然提倡及时满足老人需求，但对于每5分钟就要如厕的认知障碍老人，切不可对老人强行干预或批评老人，以免引起老人情绪波动。在制定老人个案护理计划时，要充分考虑到老人的依从性，采取个性化的方法。

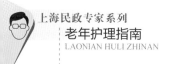
（1）控制老人如厕的次数，尽量做到定时如厕。方法：利用注意力转移方式，从侧面了解老人日常的喜好，每天安排老人从事自己喜欢做的事情，如看报纸、画画等，护理员在旁边陪护时，可以问一些老人感兴趣而且容易回答的问题，尽可能转移老人的注意力，逐渐延长老人如厕的时间。

（2）协助老人定时排便和建立良好习惯，改善老人便秘的情况。方法：每天起床后给予喝温开水，早餐后帮助老人如厕，白天按时给予老人喝水和进食水果，进餐时鼓励老人多吃蔬菜，餐后一小时陪同老人散步或活动肢体，定时协助老人如厕，逐渐建立老人定时如厕的好习惯。

◎案例2

周爷爷，中度认知障碍，能独立行走，可以自行进食，偶尔回答切题，二便基本能求助。但最近发现老人求助排便的同时已经弄脏了裤子，当班护理员通过反复观察，发现老人上午 10:45 和下午 14:50 最容易拉裤子，掌握了老人排便的时段后，在护理措施上采用了与老人自然排尿相近时间段提前如厕的方法，使老人大脑意识到排便时，老人已经坐于马桶上，经尝试，基本上避免了老人拉裤子的情况。这不仅养成了老人定时排便的习惯，也延缓老人排便自控能力的退化，提高了老人的生活质量。

工作反思

认知障碍老人发生便秘是常会发生的事情，因此养成定时排便的良好习惯，是改善便秘提高老人生活质量的有效方法之一。但针对不同个性的老人，养老护理员首先要掌握老人的排便规律，逐渐提升老人的日常行为控制能力，重新塑造老人日常生活习惯，让老人的残存功能得到充分发挥。

（二）"诱导"如厕法

诱导就是通过他人感兴趣的事或人，引起被诱导人员的关注，并根据特点开展个性化的诱导方式，从而改变他人的行为和习惯。认知障碍老人非常排斥强行的行为，因此"诱导"老人自愿如厕是关键。护理员针对不同个性、爱好的老人采取相应的护理措施。如有些爱干净，喜欢到室外活动的老人，您可以引导说"外面的厕所环境脏，我们上好厕所再出去"等，养成老人定时如厕的好习惯。有些坐在马桶上不专心排便的老人，我们可以采取"流动水声"诱导老人专心排便。

◎案例1

张奶奶，重度认知障碍，晚间老人使用尿布，白天以督促上厕所为主，但老人时常不愿听从护理员的劝导定时如厕，导致经常二便弄在身上。老人的一生非常平凡，年轻时以务农为主，中年时和儿子一起生活，还帮助儿子照顾孙子，接送孙子上下学。患病后老人逐渐记不清儿子和其他家庭成员，唯一的记忆就停留在接送孩子上下学的那个阶段。我们就通过利用老人的记忆，采取个性化的"诱导"护理，定时督促老人如厕。如奶奶

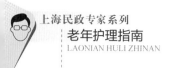

您的孙子要放学了，您准备去接孩子吗？老人马上就会打起精神回答道：几点了，快点快点要迟到了。这时护理员会马上接话道，路有点长您先去上个厕所，要不等会没有厕所上，您万一尿裤子了，孙子可是要笑您哦！老人就会非常配合完成如厕，通过一段时间的调整，老人不再对抗护理员的督促，逐渐养成了定时如厕的习惯。

◎案例2

朱奶奶，重度认知障碍，能自行行走，回答不切题，二便控制能力差，以使用尿布为主，老人会阴部皮肤较敏感，时常引发湿疹。针对老人的特殊情况，生活区在制定护理计划时，要求白天老人定时如厕，尽量不使用尿布。在实施定时如厕计划时发现，老人坐在马桶上时心不在焉，不能专心排便，手指会不停地"弹钢琴"，而提起裤子刚走出卫生间老人就会将二便拉在裤子里，护理员有苦难言。在一次浴室洗澡时偶然发现，老人听到流水声时就会排便，这个信息解决了一直困扰着护理员的难题，现在每当老人如厕时，护理员便使用脸盆和水杯不断发出水流的声音，老人会在水流声的"刺激"下定时排便，老人白天也不再使用尿布，不仅提升了老人良好的自我形象，也解除了尿布湿疹带来的困惑和痛苦。

工作反思

"诱导"如厕的方法有很多，需要护理员通过仔细观察认知障碍老人每个动作细节的表达，以致连锁反应，通过调整并尝试新的护理措施，解决认知障碍老人的失禁问题。

第五章　发生意外沉着应对

第一节
老人跌倒怎么办

跌倒是指身体的任何部位因失去平衡而意外地触及地面或其他低于平面的物体。跌倒可发生于任何年龄，但老年人更多见，是老年人常见的伤害事件，也是导致老年人群伤残、死亡和失能的主要原因。

关键知识点

◎发现老人跌倒不可马上搀扶老人站起活动，应立即通知医护人员，同时保护伤处、给予老人安抚和做好保暖措施。

◎有外伤、出血情况，应立即进行简易止血、包扎。

◎有呕吐时将老人的头偏向一侧，清理口、鼻腔内异物，保持呼吸道通畅。

◎老人需外出就医搬动时，应尽量保持身体的平稳，保护受伤部位。

操作步骤

步骤 1

护理人员立刻来到老人身边，并通知医护人员，了解老人跌倒的过程、受伤的部位、老人情绪、有无其他不适。

步骤 2

　　叮嘱并协助老人尽量保持原体位不动，在医护人员未到达前，护理员应安抚老人情绪，并根据天气情况做好老人的保暖措施。多说些安慰鼓励的话，转移老人的注意力。检查老人受伤处时，动作要轻柔，如有出血应用干净的敷料进行按压止血，医护人员到达后护理员告知医护人员老人受伤的过程并配合医护人员进行检查或治疗；

　　需要外送医院的，护理员做好陪护，并做好安抚、制动、保暖等工作，等待家属到达后做好交接，护理员回院后做好详细的交接班记录；

　　经医生检查老人无受伤的，护理员应将老人送回居室坐位或卧位休息，并密切观察老人情况，如有异常立刻通知医生。

步骤 3

　　老人体位舒适，做好防跌倒安全宣教，洗手，记录老人跌倒的原因、过程及处理情况。

实例分享

　　杨奶奶，78 岁，患有高血压，日常生活基本自理，晚间如厕时不慎在床边跌倒，老人左手肘有少量破皮出血，当班护理员小黄立即进行现场处理。

处置过程

　　护理员接案后，反应要迅速，立即通知医护人员，处置过程中要保持冷静、使用肢体动作和语言安抚老人情绪、注意保暖、观察老人有无其他不适症状，向医生汇报事件的过程要详细客观，积极配合医护人员救治，遵医嘱护理老人，对老人加强观察巡视，做好记录。

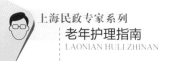
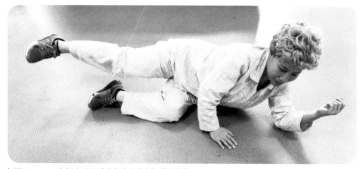

（图5-1-1）杨奶奶跌倒时左侧身体倒地

奶奶不要紧张，我已经通知医生护士了，他们马上就来，您现在感觉哪里不舒服吗？

头晕不晕，我们身体尽量不要动，我帮您看一下您的左手肘，我会很轻的，奶奶放心，奶奶有点破皮，伤口不大，有少量出血，我用纱布给您按压止血一下，会有点疼。

（图5-1-2）

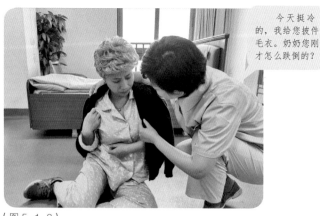

今天挺冷的，我给您披件毛衣。奶奶您刚才怎么跌倒的？

（图5-1-3）

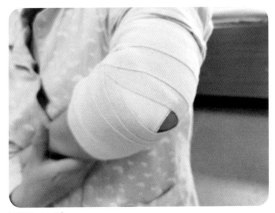

（图 5-1-4）

奶奶，医生刚才检查说您没有骨折，肘部皮肤有些擦伤，伤口已消毒包扎好了。感觉还好吗？我现在扶您到床上休息。慢慢的，不着急。

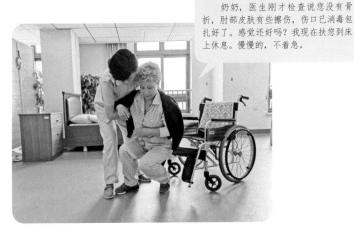

（图 5-1-5）

奶奶，这样躺着舒服吗？
下次我们起床时动作要慢，晚上上厕所，您可以打铃，值班护理员会及时过来协助您的。

还有，伤口刚包扎好，奶奶您睡觉的时候注意不要碰到伤口，您现在好好休息。有什么不舒服打铃叫我。

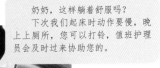

（图 5-1-6）

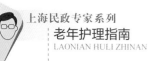

TIPS
工匠小贴士

· 老人跌倒后未必立即出现不良后果，护理人员绝不可放松警惕，一周内的严密观察非常重要。如：跌倒时头部撞击，颅内出血的量逐渐增加压迫脑组织继而出现的肢体活动障碍等一系列迟发症状。

· 老人跌倒的原因多而复杂，在排除环境因素的前提下，切不可忽略自身疾病等导致的诱发因素，如：脑卒中、低血糖以及药物所致的不良反应等。

第二节
老人烫伤怎么办

老年人因身体机能退化、肢体反应能力下降，极易在日常生活中发生烫伤。发生烫伤后给予及时正确的处置，可以降低伤害程度，故非常重要。

关键知识点

◎发生烫伤后应立即迅速脱离热源，以免造成继续损伤。

◎勿强行脱去被热液浸湿的衣裤，应剪开衣裤，以免烫伤处表皮被撕脱。

◎有水泡时，不应挑破，以防感染，做好指导，老人不配合时要加强沟通，做好宣教。

◎对于破皮的烫伤处应用无菌辅料包扎，以免感染。

◎对烫伤创面按医嘱用药，不可擅自涂任何药物。

◎冷却治疗的时间为 30 分钟，水温不得低于 5℃，以免发生冻伤。

操作步骤

步骤1

护理人员立即来到老人身边，帮助老人脱离热源，并通知医护人员，评估老人烫伤部位、程度、造成烫伤原因，安抚好老人情绪，观察询问老人有无其他不适。

步骤 2

护理人员切勿马上脱去老人被热源浸湿的衣物，需用流动冷水冲洗烫伤部位，时间 30 分钟，或冰敷（水温不得低于 5℃），有衣裤的应用冷水冷敷或用流动水冲洗片刻后脱去被热液浸湿的衣裤（必要时剪开），医护人员到现场后配合做好治疗处理工作，按医嘱用药。

步骤 3

老人体位舒适，做好安全宣教；洗手；记录老人烫伤的原因及处理的过程，后续观察和护理的要求。

实例分享

杨奶奶，80 岁，日常生活基本自理，走路需使用拐杖，老人在倒开水时不小心将热水倒在了自己的左手上，护理员小黄立即进行现场处理。

处置过程

护理员保持冷静、立即将热水瓶和茶杯撤去、安抚老人情绪，立即进行冷却治疗，观察老人有无其他不适症状、向医生汇报过程要详细客观，遵医嘱护理老人、对老人加强观察巡视、做好详细的交接班记录。

奶奶您开水烫到手上了吗？不要紧张，我让小王通知医生了，医生马上就来了。

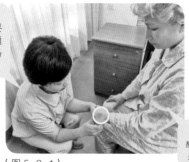

（图 5-2-1）

奶奶手背皮肤有点发红，是不是感觉有点疼痛呀？还好没有水泡，其他地方有没有烫到或有什么不舒服的吗？

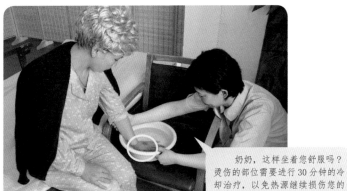

（图 5-2-2）

奶奶，这样坐着您舒服吗？
烫伤的部位需要进行 30 分钟的冷
却治疗，以免热源继续损伤您的
皮肤，您放心我会掌握好水温的，
如果有不舒服要立刻告诉我。

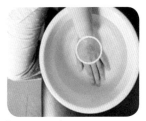

（图 5-2-3）

奶奶医生说冷却治疗
结束后涂上烫伤药膏，过几
天就会好了，您现在感觉伤
处还痛吗？

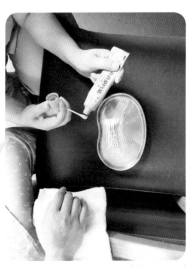

（图 5-2-4）

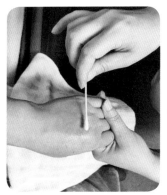

今天好危险的，还好您
的手没有大碍，只要按时涂
药，过几天就好了。以后我
们做事一定要小心，您有什
么需要一定记得打铃叫我。

（图 5-2-5）

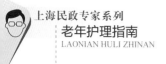
您坐累了吧！
我搀扶您起来到床
上躺会，奶奶这样
躺着舒服吗？

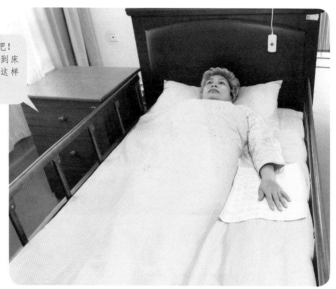

（图5-2-6）

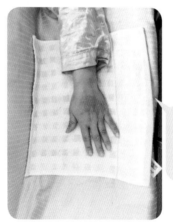

奶奶在您的左手下我垫了块
毛巾，您放心药膏不会沾到被子上
了，就是您翻身的时候要注意一
下，不要碰到了伤口，有什么不舒
服打铃叫我。

（图5-2-7）

TIPS
工匠小贴士

· 如果夏天气温较高时，可在冷水中放入冰块等冷冻物，或用毛巾包裹冷敷。
· "冷却治疗"在烫伤后要立即进行，因为5分钟内烫伤的余热还在继续损伤皮肤。期间，做好老人的保暖，以免着凉。

第三节
老人中暑怎么办

中暑是在暑热季节、高温和高湿环境下，由于体温调节中枢功能障碍、汗腺功能衰竭和水、电解质丢失过多引起的急性疾病。老年人因年老体弱，患有心脑血管疾病等，对热适应能力相对较弱，在同等环境下更容易导致中暑。

关键知识点

◎轻者迅速脱离高温环境到阴凉通风处，补充淡盐水，清凉饮料等。

◎重症中暑老人，立即进行物理降温，头置冰袋，酒精擦浴，室温调节至（22—25）℃。

◎中暑出现高热者，根据医嘱给予物理降温或药物降温，密切观察生命体征变化，预防并发症。

操作步骤

步骤 1

老人发生中暑，当班护理人员立即通知医生、护士。

步骤 2

解开老人上衣颈部纽扣，并立即转移到通风阴凉处，给予口服淡盐水，根据医嘱做好：物理降温、药物降温、支持疗法。

199

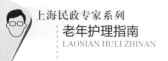
观察生命体征，症状未缓解应通知其监护人转外院就诊。

步骤3

记录老人发生中暑的过程和处置情况。

实例分享

杨奶奶，81岁，无日常生活自理能力，白天以坐轮椅为主，回答不切题，情绪经常不稳定，好动，今天气温 39℃，下午 14:00 洗澡时老人情况基本正常，但洗澡过半时发现老人面色苍白，浑身柔软无力，出冷汗，呼吸急促，呕吐。

处置过程

发现老人中暑症状以后，立即呼叫他人通知医生，并将老人移至通风凉爽的地方。避免人员围观，保持空气流通，有意识地给老人喝冷盐开水，如实向医生说明老人发病过程，遵医嘱做好护理。房间温湿度适宜、空气流通、密切观察老人情况，有异常立即联系医生。

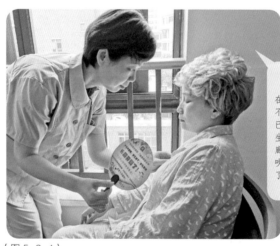

奶奶，您刚才在浴室洗澡时面色不好，还吐了，我已经让别人通知医生了。现在坐在走廊窗户边，有点风吹着，您感觉好些了吗？

（图5-3-1）

奶奶，我给您喝点冷盐开水，医生马上要来了，您现在感觉好点了吗？奶奶医生来了……

饮冷盐开水

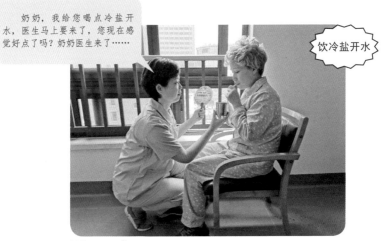

（图 5-3-2）

奶奶，我现在推您到房间去休息，一会儿您好些后，我再帮您擦擦身，今天气温高，浴室太闷热了，奶奶您再喝点水然后上床休息好吗？

我把空调打开了，您安心休息，我会经常过来看您的。

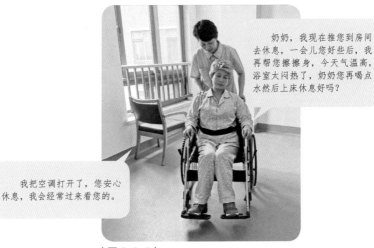

（图 5-3-3）

工匠小贴士
TIPS

- 老人单独进浴室洗澡时，应嘱咐不可从里面将浴室门上锁，以免老人需要帮助时无法进入浴室。
- 夏天在 10 点至 16 点时间段应避免户外活动，尤其患有心血管疾病的老年人。
- 老年人对热感觉迟钝，高温环境下，鼓励多喝水，及时发现先兆中暑症状，如头痛、头晕、口渴、四肢无力、动作不协调等。

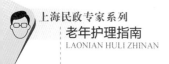
第四节
老人噎食怎么办

老人进食时突然不能说话并出现窒息等痛苦表情（面色青紫、呼吸困难、双眼上翻），通常用手按住颈部或胸前，并用手指着口腔。多数由于食物卡在咽喉部或食道内造成器官的压迫，出现通气障碍，甚至窒息死亡。

关键知识点

◎发现老人噎食，护理人员应及时通知医生并立即进行抢救，动作迅速熟练。

◎护理员实施"海姆立克"急救法时，先清除口中所有食物和异物，以免发生再次窒息，用力要适度，不可过猛，防止损伤老人肋骨。

◎发现老人噎食，坐位或站立位时不能叩击老人背部，以免导致情况恶化。

操作步骤

步骤 1

护理员发现老人发生噎食，立即大声呼叫其他工作人员，在医护人员到场之前，即刻实施急救操作。

步骤 2

◎ 食物堵塞在咽喉部

　　用勺子柄刺激老人咽喉，将堵塞的食物呕出或用手指将食物挖出，堵塞严重刺激咽喉部不能将食物取出的，应根据老人躯体情况和严重程度，采取立位、坐位或俯卧位的方法为老人进行急救处置。

◎ 意识尚清醒的老人

　　老人取立位或坐位，采取"海姆立克"法急救，护理员站在老人身后，双臂环抱老人，一手握拳，使大拇指指关节突出点顶住老人腹部脐上正中线部位，另一只手的手掌按压在拳头的小指侧，嘱老人张开嘴巴，护理员连续快速地向内、向上推压冲击 6—10 次，促使堵塞在气道的食物上移或排出气管。（图 5-4-1）

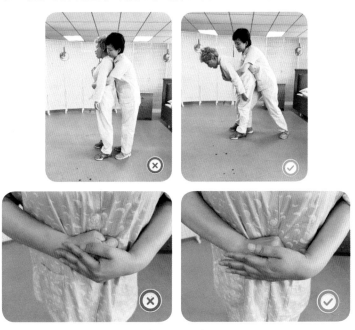

（图 5-4-1）

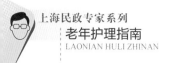

◎卧位状态的老人

老人取头低脚高呈 30°—45°，协助老人张口（必要时使用张口器），用手或勺子柄刺激咽喉将食物抠出，或用力拍击老人胸背部，协助老人将食物吐出。（图5-4-2）

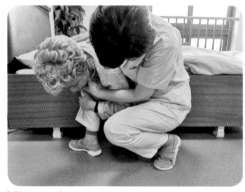

（图5-4-2）

◎严重噎食意识不清的老人

取就地平卧位，头偏向一侧，助老人张口并去除口腔异物，护理员骑跨姿势，一只手的掌根部顶住老人腹部脐上正中线部位，另一只手的手掌重叠于手背上，十指相扣，手掌上翘，利用掌根的力量快速连续地向内、向上推压冲击 6—10 次，促使堵塞在气道的食物排出气管。（图5-4-3）

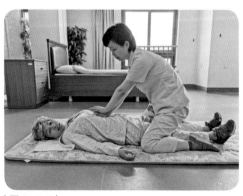

（图5-4-3）

待医护人员到达后，继续配合医护人员进行救治。

步骤3

洗手，记录老人发生噎食的过程和处置情况。做好各班交接及后续评估。

⊙ **操作视频：**见光盘（22 老人噎食怎么办）

实例分享

杨奶奶，73岁，患有阿尔茨海默病，回答基本不切题，能自行进食和行走，日常生活需协助，老人进食速度较快，经常有噎食现象。今天老人的女儿来探望时给老人进食糯米团，造成老人发生噎食，当班护理员小黄立即进行噎食急救处置。

处置过程

护理人员保持冷静、及时联系医护人员、根据老人噎食程度采取相应急救措施，待医护人员到达后，继续配合医护人员进行救治。急救后做好老人及家属的宣教，轻轻退出老人居室，经常巡视房间观察老人情况，做好详细的交接班记录，加强安全宣教和张贴安全画报。

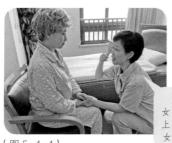

奶奶上午好！您女儿打来电话说今天上午过来看您！您想女儿吗？

（图5-4-4）

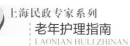

奶奶，您看看，这是谁来了？

妈，我是小芬您记得吗？哎！我妈现在越来越糊涂了，谁都不记得了。

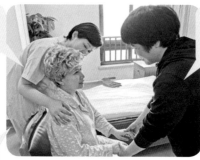

（图5-4-5）

阿姨，我看您给您妈带了许多吃的，奶奶最近进食经常狼吞虎咽，有几次还噎住了，现在您妈吃饭的时候护理员在旁边看护，以防发生噎食。

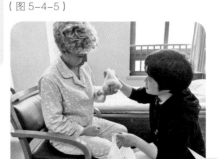

（图5-4-6）

好的，我知道了。妈您看我给您带什么了，这是您爱吃的糯米团。

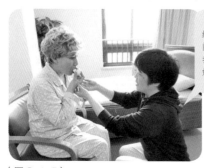

我把食物弄成小块给我妈吃，这样总不会出问题了吧？小黄，您去帮我把牛奶热一下去，我和妈妈想单独相处一会。

（图5-4-7）

小黄快来呀，我妈是怎么了，表情那么痛苦，双手捂着喉咙。

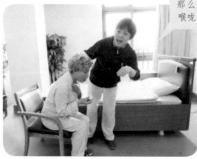

（图5-4-8）

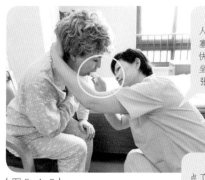

您这会不可以拍老人背部，以免食物往下堵塞气管。杨奶奶噎着了，快打电话通知医生。奶奶坐稳上身前倾30°嘴巴张开。

（图5-4-9）

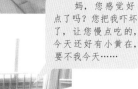

妈，您感觉好点了吗？您把我吓坏了，让您慢点吃的，今天还好有小黄在，要不我今天……

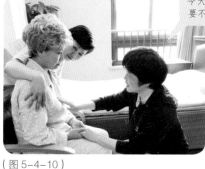

（图5-4-10）

阿姨没事了，还好您发现及时，要不后果很严重。

不好意思，没有听取你们的建议，老妈差点……

阿姨您也不要自责了，谁都不愿意老人发生这样的情况，不过不要再有下一次了哦！让医生再检查一下，这样我们大家都放心。

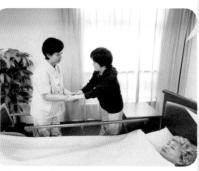

（图5-4-11）

阿姨医生检查过了，奶奶咽喉部的食物完全取出来了，您放心吧！现在让奶奶卧床休息一会，您在这里陪奶奶吗？您有需要随时叫我。

TIPS
工匠小贴士

· 老年人吞咽功能退化，应尽量勿食用糯米类食品（青团、粽子、元宵等）。

· 给予易呛咳且吞咽功能障碍的老年人进水（或汤类），应适当放入粘稠剂调制成糊状，可改善流质勿入气道，降低窒息的风险。

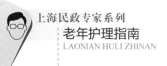
第五节
突发疾病怎么办

老年人如果突然出现头痛、眩晕、呕吐、呕血等急症时，护理员立即通知医护人员，原地做好老人的保暖安置、询问和初步处理，不随意变换体位。医护人员到场后，护理员如实汇报老人情况和症状，包括具体部位、开始出现时间、持续时间，发病时的情况等。

关键知识点

◎老人突发疾病时，立即将老人平卧，头偏向一侧，如有呕吐或咯血，要及时清理呕吐物及血块，以免发生误吸或堵塞呼吸道，以最快的速度通知医生。

◎真实客观地向医生反映老人突发疾病的时间和老人的状况。

◎如实记录好老人突发疾病的时间和采取的措施。

操 作 步 骤

步骤 1

护理人员立刻来到老人身边，立即通知医护人员，同时将老人平卧，头偏向一侧。

步骤 2

安抚老人，及时处理老人呕吐物保持呼吸道通畅，避免老人误吸：医护人员到达后，配合医护人员进行急救，并按医嘱给予相应护理。

养老机构内，应立即通知区域主要负责人，如需送外院治疗，则通知家属到院，按需陪同外院就诊。

步骤3

护理员与家属交接回院后，洗手，详细记录老人突发疾病的过程和情况。

实例分享

杨奶奶，85岁，脑梗后遗症，回答基本不切题，老人日常生活完全需要帮助，今天早上查房时发现老人面色潮红，呼吸急促有痰鸣音，老人有呕吐，当班护理员小黄立即采取应急措施。

处置过程

发现老人呕吐立即将老人头偏向一侧、及时通知医护人员、观察老人情况、客观向医生反映老人病情和采取的措施、配合医生为老人治疗、按医嘱为老人提供护理，至少每30分钟巡视观察老人情况，及时向医生反映老人情况。

奶奶我已经打电话给医生了，医生马上就会来的。您把**头偏向我**，嘴巴张开我看一下好吗？我帮您**清除掉呕吐物**。

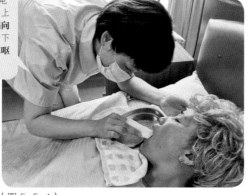

（图5-5-1）

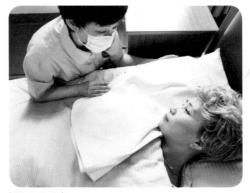

您的枕头上已经铺好了防水垫，如果您想吐就吐出来，我会及时帮您清理的。

（图 5-5-2）

奶奶，我先帮您测个体温。

（图 5-5-3）

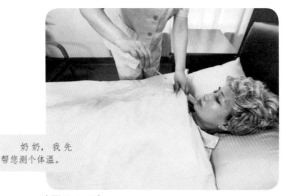

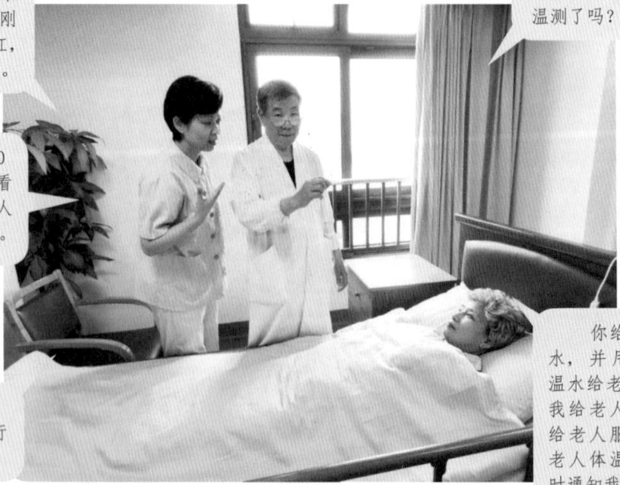

医生，杨奶奶今天早上吃了一两粥，早饭后睡了半个小时，刚发现杨奶奶面色潮红，呕吐了一些水和痰液。

老人的呕吐物给我看一下，呕吐物中有痰液，可能上呼吸道感染，体温测了吗？

已经测了10分钟了，我取出看一下，医生，老人的体温是 39.5℃。

你给老人多喝点温开水，并用（32—34）℃的温水给老人进行擦浴降温，我给老人配点药，你按时给老人服用，并随时观察老人体温变化，有需要及时通知我。

好的，我马上为老人进行物理降温操作。

（图 5-5-4）

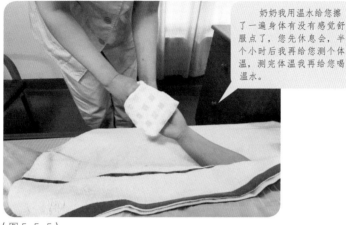

奶奶我用温水给您擦了一遍身体有没有感觉舒服点了，您先休息会，半个小时后我再给您测个体温，测完体温我再给您喝温水。

（图 5-5-5）

详见第一章第五节"温水擦浴降温有效果"

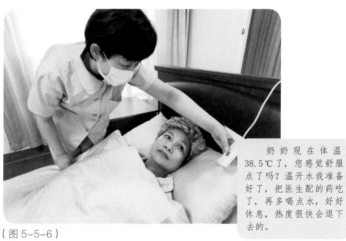

奶奶现在体温38.5℃了，您感觉舒服点了吗？温开水我准备好了，把医生配的药吃了，再多喝点水，好好休息，热度很快会退下去的。

（图 5-5-6）

- 患有糖尿病且接受降糖药物治疗的老人应随身携带糖果、巧克力等，以防发生低血糖。
- 患有认知障碍的老人应随身携带基本信息卡：包括姓名、年龄、疾病说明、现住址、家中成员电话等，以备老人走失或发病后提供有效联系信息。
- 突发疾病时，老人的呕吐物、排泄物等，应在医生看过后再清理。

第六章　清洁消毒防控感染

第一节
用品消毒有步骤

消毒是指采取物理或化学方法杀死病原微生物的过程，老人年老体弱，抵抗力差，居室是老人日常生活的地方，定期地对老人居室和日常物品进行消毒，抑制细菌的生长和繁殖，有利于老人健康。

关键知识点

◎日常物品消毒前必须将物品清洗干净，用于浸泡消毒的容器需加盖，物品必须浸没在消毒液中。

◎含氯消毒剂必须全部溶化、搅拌、测试浓度正确后方可使用。

◎护理员执行操作时按需戴好口罩，消毒剂必须上锁专人保管，消毒时禁止老人进入。

所需物品

含有效氯消毒片　　测氯试纸　　量筒
清水（自来水）　　容器　　搅拌棒　　记录单

操作步骤

步骤 1

◎服装整洁、仪表大方、举止端庄、无长指甲、不戴指环。

◎与老人沟通语言柔和、态度和蔼。

◎进入房间，自我介绍、告知老人准备消毒物品的件数，征得老人同意后方可执行操作、洗净双手、按需戴好口罩。

步骤 2

◎茶杯的消毒

　　用洗洁精洗净老人茶杯，在流动水下冲洗干净后，放于消毒柜中根据茶杯材料以及消毒柜使用方法进行消毒。

◎脸盆、毛巾的消毒

　　毛巾放于洗脸盆中（脚巾放于洗脚盆），用肥皂或洗衣粉洗净毛巾和脸盆后，在流动水下将毛巾和脸盆清洗干净，毛巾放入 250mg/L 有效氯中浸没 30 分钟，做到一盆一巾消毒。脸盆放于 250mg/L 有效氯液有盖桶中浸没 30 分钟，最后用清水冲洗干净晾干后放于指定处。

◎居室地面、桌面的消毒

　　先用清水湿拖把拖净居室的每个角落，再使用 500mg/L 有效氯液湿拖一遍，作用 30 分钟后，用清水湿拖把再次拖净居室的每个角落，使用后的拖把清洗、消毒、清洗晾干或烘干后挂于指定的地方。桌面先用清水湿抹布擦净（必要时可用洗洁精或去污粉擦净），再

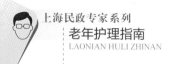
用含 250mg/L 有效氯液湿抹布擦拭桌面，作用 30 分钟后用清水湿抹布再擦拭一遍，抹布清洗、消毒、晾干或烘干备用。

◎ 便器消毒

便器检查无破损后用去污粉洗净，流动水冲洗干净，放入 1000mg/L 有效氯液有盖桶中浸没 30 分钟后取出，用清水冲洗干净擦干备用。

步骤 3

消毒后的物品归还原处，并让老人确认物品，做好记录，洗净双手。

 实例分享

某敬老院，每周一定期为老人消毒日常物品，今天由小黄为 2 床杨奶奶使用的日常物品进行消毒。

操作前

沟通合理、态度诚恳、解释到位、需消毒的物品让老人确认。

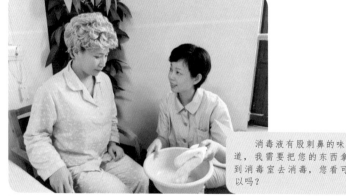

消毒液有股刺鼻的味道，我需要把您的东西拿到消毒室去消毒，您看可以吗？

（图 6-1-1）

操作中

物品的消毒步骤及时间和消毒液的配置及要求正确、沟通合理、语气和蔼、解释通俗易懂。

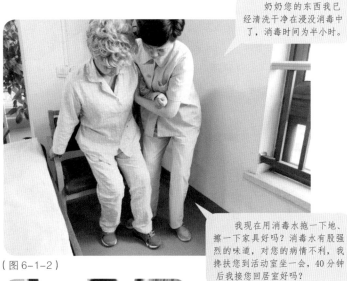

奶奶您的东西我已经清洗干净在浸没消毒中了，消毒时间为半小时。

（图6-1-2）

我现在用消毒水拖一下地、擦一下家具好吗？消毒水有股强烈的味道，对您的病情不利，我搀扶您到活动室坐一会，40分钟后我接您回居室好吗？

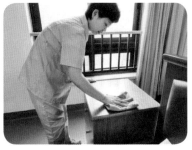

（图6-1-3）

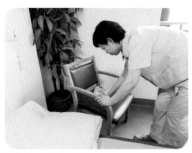

（图6-1-4）

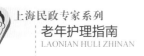
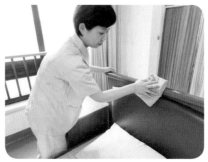

（图 6-1-5）

奶奶您的居室我已经整理好了，通风也半小时了，我搀扶您回居室吧。

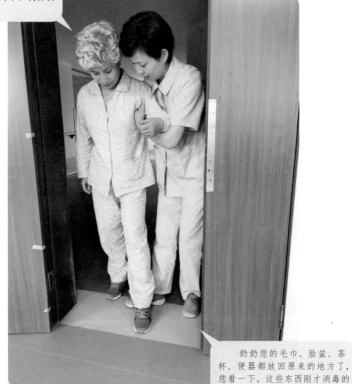

奶奶您的毛巾、脸盆、茶杯、便器都放回原来的地方了，您看一下。这些东西刚才消毒的时候我都检查过了，没有破损您放心用吧！

（图 6-1-6）

操作后 满足老人合理要求、洗手、记录消毒内容。

奶奶您现在有什么需要我做的吗？那您看会电视，我去隔壁整理房间了，您有事叫我。

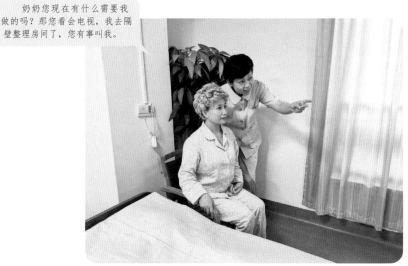

（图6-1-7）

TIPS 工匠小贴士

· 消毒过程中，应将老人合理安排，远离消毒场所，以免消毒液气味刺激老人呼吸道而造成不适。

· 日常用品建议专人专用，餐具、口杯类用品优先采取物理消毒法：如煮沸法、消毒柜等。

第二节
终末消毒有要求

终末消毒是对在养老机构或医疗机构中出院、转科或死亡后老人的居室、用物、家具、医疗器械等物品进行的彻底消毒处理。

关键知识点

◎消毒剂严格按照要求配比使用。

◎操作中做好职业保护，需穿工作服、戴好口罩帽子、必要时穿着隔离衣。

所需物品

消毒液　　抹布　　紫外线灯
水桶　　污物袋

操作步骤

步骤 1

服装整洁、仪表大方、举止端庄、无长指甲、不戴指环；
语言柔和、态度和蔼；
检查老人居室，与家属确认老人物品；
备齐用物携至老人居室。

步骤 2

◎**方法一**

撒去老人床铺上的被服，打开居室内柜门和抽屉，翻转床垫，关闭门窗；

用紫外线灯照射老人居室，对居室空气和各物品表面进行消毒（照射距离不超过 2 米，时间不少于 30 分钟）；

用消毒液擦拭家具、地面、床单位。

◎**方法二**

撤去老人床铺上的被服，将棉被、枕心、床垫放于阳光下暴晒 6 小时，每 2 小时翻面，确保物品均被阳光暴晒。被套、床单送洗衣房清洗，有传染病的先消毒后送洗；

居室空气用消毒液喷洒，地面、床单位、家具用消毒液擦拭；

老人使用过的物品需消毒后交于家属，家属丢弃的物品应放于污物袋集中处理。若老人是传染病患者，应将物品单独放置，按医疗废弃物规定处置。

步骤 3

打开门窗通风，铺好床单位呈备用状态，整理用物，洗手，书写终末消毒记录。

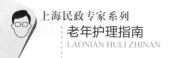

实例分享

　　杨奶奶，91岁，于今天中午十二点零三分，由医生宣布老人死亡，当班护理员已为老人做好终末护理并送入太平间，小黄给予居室终末消毒。

操作中

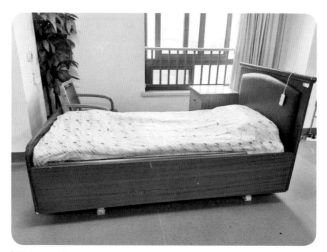

（图6-2-1）

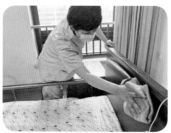

（图6-2-2）

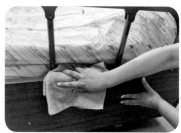

（图6-2-3）

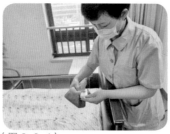

（图6-2-4）

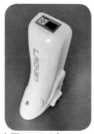

（图6-2-5）

将老人使用的被套、枕套、床单放入污物车内送洗，有传染病的先消毒后清洗。关闭门窗，打开居室橱柜门、抽屉、床垫等物品，确保物品都能被紫外线照射。居室空气、家具表面用紫外线灯照射 30—60 分钟，距离为1.5—2.0 米。地面、床单位用 500mg/L 的有效氯擦拭，枕心、被褥阳光暴晒 6 小时。打开门窗通风、铺好床单位呈备用状态，记录终末消毒的时间和物品名称。

TIPS 工匠小贴士

· 疑似或传染性疾病老人的物品须经过消毒后方可进行清洁、处理。
· 床褥垫下、橱柜及抽屉所有杂物必须全部清除干净，床架、扶手、地面及空气均做消毒处理。

第七章 护理用具创新设计

第一节
输液导管保护具

创新是新常态下的新动力，养老服务的发展同样也离不开创新，现在好多领域重视高学历、高科技人才，一线技能型人才也是创新发展的主流军。但在一般普通人眼里，养老护理员主要负责老人的吃、喝、拉、撒，是没有技术含量的职业。其实老人每天的吃、喝、拉、撒并没有我们想象的那么简单，它包含着营养学、康复学、护理学和心理学，这都离不开我们这些平凡的养老护理人，俗话说简单到极致就是纯粹，越是简单平凡的工作越能体现我们的职业价值。随着老龄化社会的到来，人们对护理工作的要求也越来越高，养老从业人员要紧跟时代步伐，就要有创新与优化，必须站在新的起点，进一步增强养老护理创新思维和老龄化社会的整体发展，将人文关怀的理念融入护理服务的每个细节，用心、用情服务好每位老人，让中华民族的"孝"文化不断延续。

李爷爷是一位失能老人，最近感冒后引起肺部感染需要输液治疗。由于老人长期卧床每天输液打针时为了便于观察和重复插针，就将老人的手放于被子外，可是冬天即使室内开着空调，老人的手还是冰冰凉，家属给老人手下放了个热水袋，还好护理员及时发现，不然老人的手差点被热水袋的低温灼伤，这只是输液老人中的一个。

我院入住的老人中每天都有好多老人要进行输液的治疗，我们经常为老人输液时的肢体保护而感到困惑，如果使用夹板或保护带，那么老人的肢体将长时间被固定于一个部位不能动，会使老人感到不舒适。冬天，老人输液的手会暴露在外，如果使用热水袋，老人对温度的感觉迟钝，容易发生皮肤烫伤，认知障碍老人在输液时，经常会不停地将手在被子中来回伸缩，造成针管滑脱。在这个特殊的需求下，用大号塑料瓶去头和底部，将头底剪成圆弧形（不能有棱角，以免刺破老人皮肤），并在一侧剪出一个直径 10 cm 大的圆，露出输液针头的部位，方便护理人员观察老人输液情况。在圆的下方给予断开方便将老人的手放入，用毛巾或棉布将塑料瓶全部包裹住，避免在使用的过程中，塑料接触老人皮肤，并在圆的对侧面，制作一个手掌大小的棉垫，老人使用时可以将手掌放在上面，使老人舒适。

使用输液保护具后，让老人在输液的同时，既能保护好相应部位，又能让肢体能充分的活动，让老人在舒适中完成治疗，起到保护、保暖和便于观察的作用，从中减轻老人的痛苦，提高工作效率。这个输液保护具还适合于不配合护理或治疗的老人。特别是因躁动或意识不清时，常会拔去胃管、撕拉尿布、皮肤瘙痒乱抓的认知障碍老人。使用后既可让老人的手臂能自主活动，又能避免老人对自己造成不必要的痛苦。

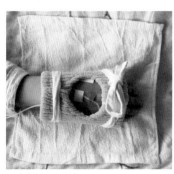

（图 7-1-1）

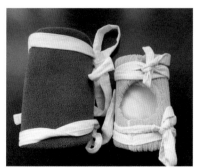

（图 7-1-2）

第二节
洗浴运送保暖衣

张奶奶患有认知障碍，平常以坐轮椅为主，每次洗澡后穿衣极不配合，在浴室中大吵大闹、踢轮椅、用手指掐护理员等，她必须回到居室躺在床上穿衣才会稳定情绪，这时从浴室到居室这个近距离的移动，同样需要保暖和隐私的保护，那么有一件方便穿脱、能保暖、防隐私的保暖衣在护理工作中需求比较迫切。

进浴室洗澡对所有人来说是一件舒服享受的事，尤其是一些发达国家，更是把给老人淋浴看成是对老人的尊重。但对于年老又生活自理能力缺乏的老人来说，尤其在寒冷的冬季虽然开着空调，但从浴室出来到居室的路程中着实有点冷，下肢僵硬的老人在运送的过程中脚会不由自主地离开轮椅脚踏，容易造成皮肤损伤，而且肢体僵硬的老人坐着穿衣有一定危险，那么制作一件方便穿脱又保护隐私的运送保暖衣，是解决难题的关键。

起先我们用毛巾毯包裹老人，但毛巾毯起不到完全包裹老人的作用，而且老人的膝关节以下还是会暴露在外，老人的脚时不时地与地面接触。在老人迫切的需求和养老护理人员的集体智慧下，我们利用毛巾毯制作了浴室隐私保暖衣。我们将毛巾毯底部30到40cm处向上反折后进行缝合，行成一个口袋状，毛巾毯的上方参照反穿衣制作的原理，裁剪成圆弧形，让老人头颈以上露出毛巾毯。老人洗澡结束后不用起身直接把老人的脚放入口袋中，并将毛巾毯盖住老人露出的头部，毛巾毯开口处向后反折完全包裹住老人的后背，使老人的身体完全被毛巾毯包裹，这样既能防止老人在运送过程中着凉，也能很好地保护老人的隐私，避免了脚部皮肤损伤和身体的暴露。在护理工作比较集中忙碌的时候，一件方便穿脱又能保护隐私的浴室保暖衣在减轻护理员的工作量的同时也为老人带去一份暖心的呵护。

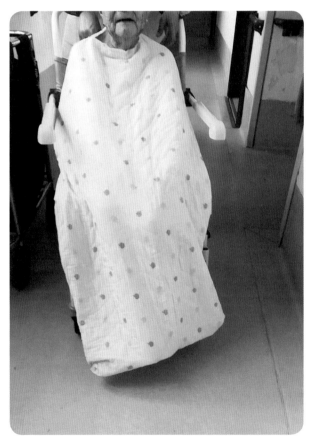

（图7-2-1）

第三节
床边护栏软护垫

陆老伯是一位认障碍老人，长期卧床，他的双手、前臂、脚部、小腿、膝关节处时常会有淤青和破皮的现象，家属总怀疑是我们护理员在护理老人时动作粗暴所导致，护理员也是一脸委屈。经过仔细观察，发现老人经常会不自主地将双手和腿伸到床护栏的间隙中摩擦，有时还将手伸到床护栏外用手臂不停地敲打床护栏，当前老年护理床的床护栏一般都是用木头或较硬的材料制作而成，而这些动作容易导致老人肢体的淤青和皮肤破损。开始我们给老人使用靠垫不让老人直接接触床护栏，可老人经常会把靠垫像皮球一样"扔掉"；用被子塞住，老人床铺空间变小了，睡着不舒服；用海绵将床护栏包裹，每次老人上下床时，护理员要花很长的时间解开或系上，影响了其他老人的护理时间。

针对这一护理问题，我们集思广益，通过借鉴网上查到的儿童床护栏保护板，我们就依葫芦画瓢，用纸板箱裁成大小合适的床护栏形状，用棉布将纸板包裹住，挡住床护栏的间隙，使"床护栏"变成"床护板"，以阻止老人将手伸入床护栏的间隙。经过一段时间的使用观察，我们发现老人的手是不能伸到床护栏中了，破皮的情况也改善了，但是老人敲击床护栏的问题还是存在，皮肤淤青还时有发生。应在床护栏内外侧同时使用"床护板"，才能完全避免老人敲击的问题。

于是，我们将废旧的空调被根据床护栏的宽度将两侧反折后缝合，做成桶状，再将硬纸板插入缝合的桶状中，将空调被中间多余的部分折叠后缝合，老人使用时只需将制作成的软垫搭于床护栏上，就能使整个床护栏都被软垫包裹着，便于护理人员使用和清洗，"床护栏保护软垫"应运而生。床护栏保护软垫有效避免了老人肢体不必要的损伤，受到了老人、家属和护理员的一致认可。

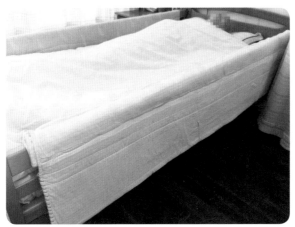

（图 7-3-1）

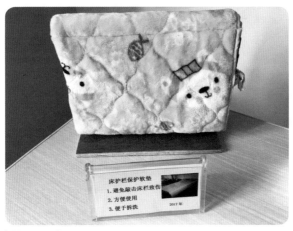

（图 7-3-2）

第四节
卧床老人隐私裤

　　三楼有位胡奶奶，意识淡漠，长期卧床，二便失禁，使用尿布。有一天，她的一位男亲戚来探望她，那天天气比较热，李奶奶不由自主地把被子踢开了，露出了包着尿布的臀部和双腿，虽然亲戚没有说什么，但从亲戚的表情可以看出对我们护理细节的不满意。

　　我院介护楼的老人，大多数生活不能自理，长期卧床，二便失禁。为卧床老人更换尿布是护理人员日常护理的一项工作内容，每次更换尿布时要把老人的裤子脱至膝关节以下才能进行更换尿布的操作，而且裤子经常会被尿液浸湿，反复更换增加了老人被翻动的次数，尤其晚间影响老人睡眠。为了方便更换尿布，卧床使用尿布的老人一般都不穿裤子。

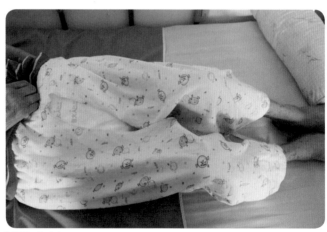

（图7-4-1）

为了解决这个护理难题我们召开了一线人员护理例会，集思广益收集合理化建议，最后在婴儿开裆裤的启发下，我们将老人睡裤的裤裆和裤脚内两侧剪开，在裤脚处缝上布条，裤子后面剪成大开衩，这样老人仰卧位时臀部下方的裤子不会被老人身体压住，为老人更换尿布的时候，只需将裤脚处的布条解开，然后把裤脚向腰部翻起后就可以直接进行更换尿布的操作了，不需要将老人裤子脱下，更换完毕后，再将裤子还原，系上布条，这样既可以减少老人在更换尿布时的翻动次数，又可以保护好老人的隐私，而且布条质地柔软，相对于拉链或者纽扣来说，更不容易弄伤老人的皮肤。隐私裤在方便护理人员更换尿布的同时，又让长期卧床的老人穿上裤子，提高老人的幸福指数和家属的满意度。

第五节
偏瘫老人助步鞋

许老伯脑梗后右侧肢体偏瘫，表达有一定障碍，白天以坐轮椅为主，每天下午，护理员会协助老人，进行右侧下肢康复锻炼。虽然每次锻炼的时间都不长，但老人和护理员都累得气喘吁吁。老人怕麻烦护理员，所以从不主动要求锻炼，久而久之护理员就以被动锻炼为主。

当今糖尿病、高血压、动脉粥样硬化的老人不断增多，老年人发生脑血管病的概率也在增加，由于医疗技术的不断提升，虽然死亡率大幅下降，但肢体障碍、失语的人明显增多。我就在思考有什么方法能够让老人自己锻炼呢？

有一天我下班回家看见有对老夫妻，老婆婆中风后一侧肢体失去了运动能力，老爷爷就用一根带子扎在奶奶的患侧肢体，然后向上向前一拉，奶奶的患脚就会往前跨一步，我当时眼睛一亮，这个就是我想要的效果。晚上我躺在床上，回忆老奶奶锻炼的情景又联系起单位许伯伯的情况，逐渐在脑子里形成了助步鞋的思路。

第二天一早，根据昨天老奶奶锻炼的情景以及脑海中助步鞋的初步思路，制作了第一代助步鞋。之后通过多次的试验，又根据老人的提议，将用具进行了三次改良。我们把扎在脚上的带子从宽布条改成了鞋子，又改成了"雪地靴"，但我们的雪地靴和市场上的略有不同，我们的"雪地靴"后跟是开放的，这样一来，一个助步鞋就可以适用于多个老人，大大地增加使用范围。一根绳子连着脚踝两侧，老人的患肢在行走过程中能够方便抬起，而不再需要护理员下蹲去一次次搬动老人的腿，老人自己也可以通过健侧的手上下拉动锻炼自己的患侧肢体。助步鞋的诞生既可以让老人自行锻炼、轻松步行，又节省了护理人员的体力，得到了老人、家属和护理员的一致好评。

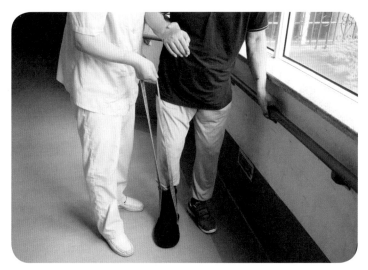

（图7-5-1）

第六节
手指分隔握力具

周老伯由于脑梗后遗症，手指发生痉挛，患侧手掌长时间挛缩在一起，手掌和指缝长时间不透气，再加上汗液的作用，使老人的手掌和指缝会产生湿疹、破皮等皮肤问题，给老人带来不小的痛苦与烦恼。

起先我们用纸巾和纱布夹在老人的指缝间，可是纸巾湿了容易断裂也不利于清洗干净，纱布的材质比较粗糙，也不利于老人皮肤健康。我院卧床老人中，大多数老人的手指都不能自主分开，长期的潮湿环境使老人的手心和指缝间容易破皮和出现湿疹，长期使用滑石粉对老人的皮肤健康又不利，如何有效避免手部皮肤健康呢？

刚开始时我们用小毛巾放于老人掌心，可是小毛巾的吸水性不强，而且指缝间的潮湿不能解决，使用棉布能有效改善老人手掌潮湿情况。经过多次的讨论创新，最后我们选择用棉布包裹弹力棉，做成长方形类似沙包的样子，再在上面缝上布条，再把布条中间分成四段固定在棉包上，使布条形成4个拱形。使用时，让老人握住棉包，将除拇指以外的四个手指穿过布条的4个拱形，这样一来老人的手掌被棉包被动撑开，手指的指缝也被布条隔开，这样就可以增加老人手掌和指缝间的空气流通，有助于老人汗液的挥发，从而避免湿疹和破皮的情况发生。

老人使用这款"手指分隔握力具"后，既能保持患侧手掌和指（趾）缝间干燥，也减缓了手指挛缩等功能障碍，满足了老人的身心需求，提升了老人的幸福指数，这个看似简单的用具已经给许多老人带去了福音。

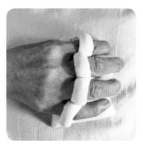

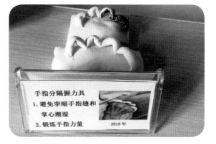

（图7-6-1）　　　　（图7-6-2）

中国已进入"井喷式"老龄化社会，社会对养老护理的需求与日俱增，至2017年底全国共有养老机构14.46万家，上海有703家养老机构，560家日间服务中心，庞大的养老护理需求给养老带来了机遇和挑战。作为养老从业人员，要时刻更新自己的护理理验，面对老人迫切的护理需求时，要勇于创新和改良护理用具，提高养老护理职业水平，给老人们带去一份暖心、带去一份尊严、带去一份"孝心"。时代在变，科技在变，需求在变，我们为老服务的理念和方法也在变。护理工作虽然平凡，但在平凡的岗位上我们也要勇于追逐梦想。用真心、诚心、孝心、贴心与长者共处，以严谨、细致、追求极致的态度与工作相待，将积累、反思、探索、创新与护理互融，为提升养老服务品质而不懈努力，这是我们养老人的职业追求和使命。

第八章　实践操作巩固提升

第一节
分层次培训

（一）养老护理员分层次培训的含义

养老护理员分层次培训是指按培训对象的年龄、文化层次、技能等级等进行区分的培训组织形式，是一种区分培训内容、建立课程体系，提升各层级养老护理员掌握知识的全面性和需要性，进行分层次培训，是发展和提高护理人员工作能力最理想、最有效，也是最根本的途径。

（二）养老护理员分层次培训的方法

将养老护理人员按学历、技能等级进行区分，筛选出相同学历和技能等级的护理人员进行统一培训，并对掌握能力较差的护理人员采取循环递进培训模式。

根据岗位需求，设计培训内容、培训形式、考评方案等，提升整体服务技能。

在组织开展培训过程中，根据问题和意见不断完善培训内容、授课方式、考评方案等，满足护理员的求知欲。

（三）养老护理员分层次培训计划的制定

1 新员工培训

新员工培训保证了新入职护理员进入岗位后具备基本职业素质和规范的操作技能，为养老护理的长期发展奠定基础。

2 **对养老护理员的基础培训**

　　根据养老护理员的专业技术能力与等级，采取分层次培训方法并结合岗位带教与指导形式和以高带低的形式，提升和调动个人及团队服务能力。

3 **对高层次人员的培训**

　　培训涵盖业务技能、交流能力、创新意识和管理能力等广泛领域，不断增强养老护理员职业获得感，从而提高养老护理队伍的整体竞争力。

第二节
情景模拟培训

（一）情景模拟培训的含义

通过把培训对象（护理员）置于模拟逼真的现实工作环境中，护理员依据模拟现实工作中的情境作出即时的反应，处理和分析实际工作中可能发生的类似问题；通过模拟日常工作情景，培养护理人员在日常护理中的交流、沟通和应急处置的能力，养成相互学习的良好习惯，逐步提升护理人员的职业素养。

（二）情景模拟培训的方法

定期组织中级以上护理员开展学习互动、交流护理经验，对日常工作中经常容易导致护理人员疏忽和护理差错的问题进行探讨后编写情景模拟案例，技师负责安排演示人员的编排、练习和组织安排全体养老护理员的培训地点和时间。

情景模拟就是设置一个现实模拟场景，要求护理人员即刻进入角色情景中，通过清晰的示范画面进一步加大认知程度，在练习中不断反思，完善服务过程，丰富服务内涵，引导他们做有心人。

通过情景模拟，处理日常护理工作中存在或待于解决的护理难题和矛盾，根据护理人员在情景中表现出来的行为，客观了解护理人员的岗位能力和素质，真正实现"从实践到理论，再由理论回归实践"的培训目的，很好地培养了护理人员的学习兴趣，调动了积极性，为下阶段的培训开辟新的途径与方法。

（三）情景模拟培训计划的制定

通过情景构思、资料收集、情景预演、情景对话、集中授课、总结讨论及正式演练来完成整个情景模拟训练，在训练结束后根据训练情况进行总结，将该训练思路作为技能培训的主要方法。

设计情景不能脱离实际，选择情景模拟的案例必须严格围绕培训目的，制定实施计划，布置模拟场景，让护理员围绕特定的情景去思考，去"解决"情景模拟案例中的特定问题。现场就整个情景模拟状况作出评价、归纳、提炼，指出该模拟案例的优点和不足。

第三节
角色体验培训

（一）角色体验培训的含义

通过把培训对象（护理员）处于老人现状，就是让护理员完全进入老年人的内心世界，正确地感受和体会老年人的一切心理和生理状态过程，使自己与角色相结合并达到完美统一的境界，依据模拟中老人的现实情境作出自己需求反应，从而在体会中感知老年人生活的不易与迫切需求。

（二）角色体验培训的方法

培训前事先设定案例中涉及的各种角色，制作代表不同角色的用具。例如为了让护理员们亲身体会为偏瘫老人穿衣时老人的感受，把老人（护理员扮演）的一侧肢体用保护带限制其活动能力后，"享受"被护理的过程，让护理员切切实实体验老人生活现状和需求，从而启发他们工作、学习的思路。

让护理员在没有准备的情况下，完全进入角色的立场，使护理员与角色相重合，全方位、多视角地认识到规范化、标准化在工作中的重要性，从而提升护理人员的操作能力。

通过自己的角色体验、深入阐述自己的角色需求和观点，看清问题的成因，寻找解决问题的方法，引导全体参与者对问题核心的探讨，去激发护理员的服务创新意识。

（三）角色体验培训计划的制定

通过个性化案例，制定培训目标，让服务者与被服务者同时进入特定的角色，通过相互服务来确定各自想要得到的帮助与体会，相互提出意见和建议，逐渐整理和完善服务内容，形成标准化服务模式。

围绕提升养老护理职业技能的体验培训模式。例如：当老人肢体功能或日常生活自理能力失去或降低时，心理上和生理上的痛苦是难以接受和体会的。作为一名合格的养老护理员，首先要走进老人的生活，体会老人复杂的生理变化，通过"同理心"让护理员有深刻的感悟与体会，使用角色体验方法进行体验与培训，能获得很好的培训效果。

第九章　做一名优秀养老护理员，你准备好了吗？

第一节
养老护理员服务礼仪规范

仪容仪表不仅是反映一个人内心世界的镜子，也是人际交往中的第一要素。养老护理员的工作和其他服务性行业一样，就是为他人提供优质服务，建立和谐的人际关系。养老护理员必须掌握基本养老服务礼仪规范，如个人卫生、仪容仪表、服务态度、行为举止、沟通技巧等，体现养老护理员的职业风采和素养。

（一）养老护理员的个人卫生

养老护理员要养成良好的卫生习惯，注意全身卫生，避免感染和异味，头发要经常清洗和修剪，不可蓬头垢面。女士短发长度以不过肩为宜。如果留长发，上班前把头发扎起，用头花包裹发束，置于脑后，避免在护理中把头发、头屑掉在老年人的居室和饭菜上。养老护理员要保持面部洁净，做好个人卫生，避免口、鼻、眼有分泌物，上班期间可以略施淡妆。夏天的护理工作服做到每天清洗随脏随换，保持身体无异味。养老护理员上

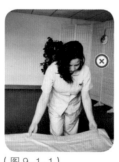
（图9-1-1）

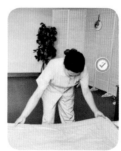
（图9-1-2）

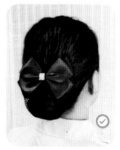
（图9-1-3）

248

班期间避免进食易发气味的食物，要保持口腔清洁无异味，指甲经常修剪不留长指甲、不戴指环、不涂指甲油、指甲无污垢。七步洗手法常洗双手，做到饭前便后要洗手、清理体液后要洗手、接触物品后要洗手、护理老人前后要洗手。

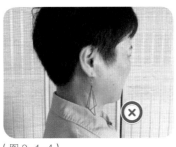

（图9-1-4）

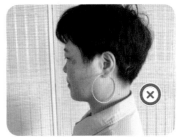

（图9-1-5）

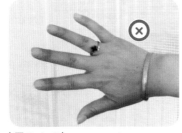

（图9-1-6）

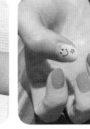

（图9-1-7）

◎案例1：个人卫生重要性

李某是一名护理员，工作勤恳，脏活累活都会抢着干。可他经常穿着邋遢的工作服，身上总散发着浓烈的烟味，不注重外表。老人们都不愿他进入居室，午饭时也没有工作人员和他坐在一起进餐，他感到很郁闷。后来他知道别人不喜欢和他相处的原因后，改变了自己的个人卫生习惯，每天换洗工作服，穿得干净整齐，成为了老人眼中喜欢的"小李"，大家认可的好员工好同事。

（二）养老护理员仪容仪表

仪容仪表在我们的生活中起着非常重要的作用，不仅会影响对方的整体评价，也代表了一个人的形象。有些人会说，不能以貌取人，其实仪容仪表代表着一种尊重、知礼，表达了知书达理的气质，更容易得到他人的信任。养老护理员要时刻保持端庄大方得体的仪容仪表，工作装要干净合体，色彩要淡雅不可花里胡哨，穿着要符合四季变化，不能过紧或过松。夏季女士所穿工装裤要在膝盖以下，忌短、忌露、忌透，不可在工作场所穿睡衣和短裤来回走动。工作服扣子掉落及时缝补，保持工作服整齐完好，裤管长短应在鞋跟以上平脚面处为宜，不可过长以免绊倒。鞋子要求软底轻便，尤其晚间老人睡眠时切不可穿高跟鞋或鞋跟有铁钉易发出声响的鞋在老人居室或走廊走动，在工作场所走动时，应将脚稍抬起行走，不可发出鞋底与地板间的摩擦声，以免影响老人休息。养老护理员也不宜在工作场所穿拖鞋（除洗澡时间段），更不宜光脚，要始终体现一种干净利落、大方得体的职业美。

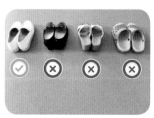

（图9-1-8）

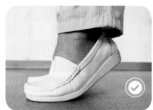

（图9-1-9）

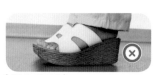

（图9-1-10）

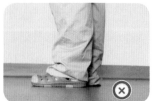

（图9-1-11）

◎案例 2 : 仪容仪表的重要性

　　张某是一家民办养老机构的护理员，也是这个机构院长的亲戚，每天喜欢穿得"花枝招展"松松垮垮，而且特别喜欢穿着"恨天高"。护理部主任一直批评她，要求她着装合体。可是她当作耳旁风，和院长沟通吧？院长以为这没有什么大不了的。有一次，外面下着大雨，地上比较湿滑，老人吃饭时不小心将汤撒到了地上，这时小张正好路过，由于高跟鞋的抓地稳定性差，导致小张的身体失去了平衡，左右摇晃时，身上松垮的上衣钩住了老人轮椅的扶手，还好另一个男护理员眼疾手快挽扶住了小张，没有造成意外事件。这件事情给小张一个很好的教训，院长知道这件事情后要求护理部主任马上统一定做护理工作服。并制定相关工作期间护理员仪容仪表的规范化制度，可见仪容仪表在工作中的重要性。

（三）养老护理员服务态度

　　养老护理员进入老人居室时要敲门，避免"突然袭击"使老人心情不悦。见到老年人、家属或来访者，要主动热情，面带微笑，做到"来有迎声、去有送声"。老人有需求呼叫护理员时，护理员要及时回应老人呼叫，切不可用"等一下""在忙呢""又有什么事"等语言回复老人。与老人、家属交谈时正视对方，认真倾听，或侧耳聆听，养老护理员与老年人和家属交谈时要态度诚恳，谦虚亲切。与坐着的老人交流时，护理员应蹲下身体，眼睛与老人保持平视，切不可让老人仰头和护理员交流。老人听力下降时，护理员与其交流，应靠近老人健侧耳朵，语速缓慢，吐字清晰，音调适宜不可过高。和老人使用肢体语言交流时，切忌不可抚摸老人的头部，

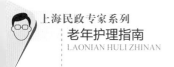

可以握老人的手，适当拍拍老人肩膀等。遇到与老人或家属发生矛盾时，养老护理员要做到不急不躁，不推卸责任，认真倾听老人或家属的意见，与其"能言善辩"不如"虚心接受"更容易得到对方的信任和谅解。老人情绪不稳定时，切忌不要采取劝说的方法，尽量选择老人喜爱的话题，对老人多进行表扬和赞美，必要时可以融入肢体语言，如握着老人的手聊天，眼睛注视着老人等，等老人情绪稍稳定后尽快避开不愉快的话题，在日常工作中不可采取指责、打岔等方式进行。

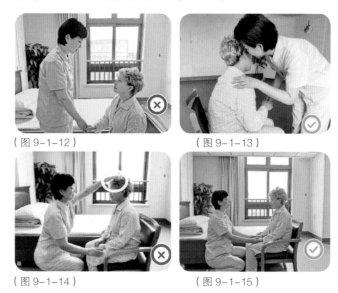

（图 9-1-12）　　　　　　　　　　（图 9-1-13）

（图 9-1-14）　　　　　　　　　　（图 9-1-15）

◎案例3：服务态度的重要性

　　陈某是一个来自农村、大大咧咧、不拘小节的人，进入老人房间连招呼也不打，有时还大摇大摆坐在老人身边，有家属来探望时，他不主动问好，回答家属提问时时常心不在焉东张西望，所以经常被投诉服务态度不好。可是陈某觉得很委屈，他对待工作积极主动从不抱怨。护理部对陈某进行了人际交往培训，陈某学得非常认真，也认识到了自身存在的一些不良行为。后来他改变了，进入老人居室时先敲门后进入，家属探望时主动接待，和老人聊天时蹲下身体与老人保持面对面交流，加上他工作踏实肯干，很快得到了老人、家属、同事的一致好评。

（四）养老护理员行为举止须知

优雅大方的谈吐总能给人一种亲切随和的感觉，外在的行为举止就是取得别人认可的"钥匙"。养老护理员也要注意自己日常的行为举止，遵守"七不规范"。说话时应面带微笑，语速适宜吐字清晰，与人交谈时目视对方，不可心不在焉东张西望。行走时，要脚步轻稳挺胸抬头，两眼平视两肩放松，面带微笑两臂自然摆动，不在工作场所穿着高跟鞋随意走动。站立时，身体要与地面垂直，挺胸、收腹、抬头，两腿并拢双臂自然下垂或在体前交叉。坐位时，腰背挺直肩放松，两膝并拢弯曲大致成直角，双肘自然弯曲双手心向下互相重叠自然放在一侧大腿上，与老年人、家属谈话时要稳重端庄，不可随意坐于老人的床铺，更不能斜倚在老年人床头被子上。为老年人端饭菜时双手将物品平端在胸前稳步前行。遇到紧急情况时可以小步快走，在老人面前要保持镇定，不要大声喧哗，避免制造紧张气氛。

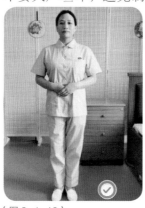
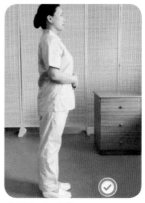

（图9-1-16）　　　（图9-1-17）

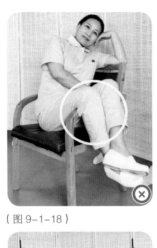

（图 9-1-18）

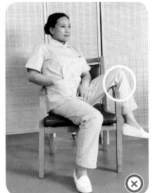

（图 9-1-19）

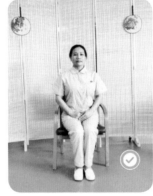

（图 9-1-20）

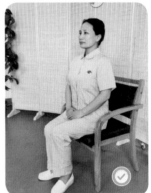

（图 9-1-21）

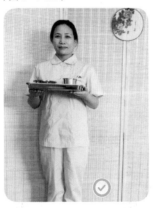

（图 9-1-22）

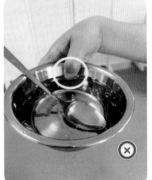

（图 9-1-23）

◎案例4：行为举止的重要性

  钟某刚加入养老护理队伍，在一次培训时，她迟到5分钟进入示教室，进门时大摇大摆一副神气活现的样子，别人都在认真观看老师演示操作，她一屁股坐在另一张示教床上，而且两腿八字开，腿还不停地抖动。她接下来的一个动作更是吸引了示教室的全部注意力，她竟然往干净的示教室地上吐了一口痰，大家都投去了嫌弃的目光，她的脸也一下子红到了脖子。她马上掏出口袋里的纸巾擦干了地上的痰液，培训结束后她虚心地向老师请教日常行为的注意点，在大家的帮助下，改变了她的不良习惯，现在还成了楼层的骨干。

  规范化的养老护理仪容仪表，是养老职业美好的体现，代表了养老人的形象。让我们注重自身修养，用礼仪塑造出更受老人喜爱的形象。

第二节
养老护理员行业规范

养老护理职业道德，就是从业者在为老年人提供服务的过程中，紧密联系符合养老护理职业特点所包含的道德传统、道德习惯与道德品质的总和。职业道德是一种社会现象也是一种价值判断，它是一种由人们在实际工作中根据需求，逐步形成的具有普遍约束力的行为规范，调整着社会秩序并发挥着重要作用。养老护理人员应加强职业道德建设，有利于做好本职工作，形成良好的社会公德意识，提高养老护理职业道德水平。

（一）养老护理员职业道德概述

养老护理员只有娴熟的服务技能是不够的，要善于动脑，要不断创新护理方法，要把责任和爱心融化于护理工作中的每个细节。社会上任何一个职业都有其特定的职业道德标准，并且都需要遵守其基本的规范要求。养老护理工作的宗旨是："帮天下儿女尽孝，替世上父母解难，为党和政府分忧"。养老护理职业道德，是从业者依靠社会舆论、传统习惯和内心信念来维持所遵循的行为规范，有调节从业者与老年人、从业者与家属、从业者之间和谐相处的作用。养老护理职业道德反映了当代社会的和谐和国家的长治久安，职业道德不仅规范了养老从业人员的行为准则，而且为养老护理职业道德建立了明确的目标：爱岗敬业、诚实守信、老人第一、服务至上、追求卓越、奉献社会。合格的养老从业人员不仅需要具备基本的养老护理相关知识和娴熟的工作技能，而且还需要具备从事养老专业的道德素质要求。比如敬业、诚信、尊老、团队协作、创新等职业精神，可以帮助人快速促进养老从业人员个人职业的发展与提升、增强养老服务荣誉感，提升护理人员为老人服务的实际能力。

◎案例1：打造优秀护理团队需要规范职业道德

护理部陆主任经常教育大家，在工作中要始终保持严谨、细致的工作态度，在护理团队建设上要坚持取长补短、互帮互助，要有团结协作的大局意识和凝心聚力的核心意识。正是这种规范化的美德，为单位营造了一种团结协作、和谐有序、共同进步的工作氛围。虽然大家工作繁忙和琐碎，但在有序的良好职业道德下，护理人员积极向上坚守自己的道德底线，形成了良好的职业道德规范，他们从不和老人发生矛盾、也从不私拿老年人一样东西、更不会搬弄是非。老人与护理员们在一起和睦相处，似一个温暖和谐的大家庭。规范的职业道德构建了老人、家属和养老护理人员和谐相处的良好的生活氛围，也打造出了一支高素质的护理员团队。如果所有养老从业人员都能自觉地遵守和履行岗位职业道德，将有效促进人与人之间和谐相处，形成良好的社会风尚。

（二）养老护理员职业道德内容

中国跑步进入老龄社会，庞大的需求催生养老服务行业的"井喷式"发展，养老护理这个看似简单的工作，却隐含了较高的职业素养要求。当代养老从业人员光有爱心是不能满足服务需求的，虽然社会给了我们一个较好的发展平台，但如何在养老护理这个岗位上发挥自己的潜能，为社会、为家庭、为老人排忧解难是需要我们每个养老护理从业人员深思的问题。养老护理员不仅承

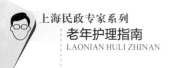
担着照顾老年人的饮食起居的工作，而且担负着老人家庭和社会的重托。在日常养老护理工作中要处处体现老人第一、服务至上的理念，以满足老年人的合理需要为目标，通过养老从业人员不辞劳苦、兢兢业业的护理，让老人体会到全社会对他们的尊敬和关怀，让改革开放的成果惠及全体老年人。

老人的今天就是我们的明天，关爱老人的今天，就是为自己的明天打基础，也是替国家、社会、子女、老人解难。尊老敬老不仅是一种美德，更是一种义务与责任。子女不仅要从物质生活上对老人给予赡养和照顾，更要关爱老人，不能嫌弃老人、虐待老人。尊老敬老是中华民族的传统美德，更是传承孝文化的基石。每个孩子的成长和进步，都离不开父辈的精心呵护与浇灌，每个人的成功都凝聚着父辈们的辛劳。如今，在他们丧失劳动能力需要"反哺"的时候，让他们得到来自社会的尊重和照顾，让他们幸福地安度晚年，也是我们当代养老人义不容辞的责任和义务。其实，在我们每个人身边都有机会为老年人服务，例如，有空给老人当志愿者，为老人购物、打扫卫生。乘车时，主动给老年人让座位、上下车主动帮助他们，都是尊老敬老的表现。

◎案例2：视养老护理为终生事业的人

1990年，20岁的小张，在下岗潮的影响下，成了一名养老护理员，这一干就是20多年，这20多年她始终奋斗在护理一线，每天为老人整理房间、一日三餐，老人开心时她一起分享、老人生病时她忙着照顾、老人不开心时她耐心倾听，可谓无微不至。她还针对不同的老人，探讨出了不同的沟通和护理技巧。她处处为老人着想，一切从老人实际出发的工作宗旨，赢得了老人的信任和

家属的信赖。老人问她："你从 19 岁到 50 岁，把人生中
最美好的青春年华献给了养老护理服务事业，你就没有
想过改行？"小张总是坚定地回答："我从不后悔，我是
一名民政人，既然当初选择养老服务行业，我就要好好
干而且就要干好一辈子。"小张对养老事业执着的情神和
处处以老年人为本的职业态度和精神值得我们养老从业
人员学习和发扬。

第三节
养老护理员职业守则

我国现已步入老龄化社会，如何让老人安享晚年，满足老人的合理需求，让他们身心愉悦地生活，不断提升老人幸福指数是摆在养老护理人面前的一个重大问题。养老护理职业须知是每位护理人员在服务过程中恪守的行为标准，充分体现养老从业人员以人为本的道德标准和理念，尊重老人的隐私保护，明确与老人之间的关系。养老护理员的工作是平凡的，但又是社会不可或缺的。养老护理员不仅需要社会的肯定，也需要家人的理解与支持。作为养老护理员更要树立全心全意地为老年人服务的宗旨。

（一）养老护理员职业工作须知

衰老是机体生理性衰退的渐进过程，是人类生命的自然规律。随着人民生活水平的不断提高和城市老龄化的加剧，人的寿命也在逐渐延长，老年人对晚年美好生活的期望值越来越高。由于衰老，身体机能会出现退行性改变，生活自理能力逐渐下降，躯体遭受着极大的痛苦，想去卫生间、想洗个澡、想翻个身，没有别人帮忙做不到，这时日常生活起居饮食方面应给予相应帮助，使老人得到全面周到的照顾，提高老人的日常生活质量。

为老年人提供优质服务，定期向老人宣讲卫生知识，做好老人思想、生活管理等工作，向新入院老人做好入院宣教。保持休养区整洁、肃静、安全、舒适，做到说话轻、走路轻、操作轻和关门轻等，全心全意服务好每位老人，想老年人之所想，急老年人之所急，为老人排忧解难，是养老护理的第一要务。养老护理员要用正确的态度看待自己的工作，认识到自己工作的荣誉感和责任感，全身心地投入自己所从事的工作中，要以"干一行，爱一行"的精神，做到爱岗敬业，勤勤恳恳，在平凡的岗位上做出不平凡的业绩，为社会为国家作出崇高而伟大的贡献。

提高老年人的生活品质，维护老年人生命的尊严，是养老护理员的工作内容，同时养老护理员还肩负着国家、社会、老年人家庭对老年人的关怀和传统美德的发扬的重任。通过养老护理服务内容，在全社会形成尊老、敬老、爱老的社会风尚，为建设和谐社会、建设中国特色社会主义，实现中国梦作贡献，这也是社会赋予新时代养老护理员的光荣使命。

◎案例 1：视老人为亲人的养老护理员

李阿姨是一家养老院的护理员，她每天起早摸黑为老人们的衣食住行忙碌着，老人们也感受到李阿姨的贴心服务与辛苦，都亲切地喊她"闺女"。李阿姨自从成为养老护理员以来，过年都是陪着老人们一起过，她常说的一句话"我是他们的闺女"，闺女陪父母过节是必须的。2016 年过年前，李阿姨儿子打来电话说，她的媳妇预产期是初五，希望李阿姨春节前回家一起做准备工作。李阿姨为难了，过节时是最缺人的时候，而且一直陪着老人过年，老人也习惯了，如果在春节期间换个阿姨照顾老人，老人们肯定不习惯。为了让老人们过好年，李阿姨拒绝了儿子的要求。为此李阿姨儿子一个月也没有和李阿姨通电话。老人家属得知情况后给李阿姨送来了"用心护理、亲如家人"的锦旗。

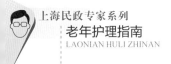

（二）养老护理员个人防护须知

养老护理员为了顺利完成养老护理工作，需要注意安全的职业防护，如跌倒、肌肉拉伤、腰扭伤、来自老人或家属的伤害等。养老护理员在日常工作中，不要长时间维持一个姿势进行劳动，凡是单一的姿势，长时间不变动的姿势，很容易导致肌肉的劳损。因此，在为老年人服务时，要注意劳逸结合，掌握技能操作中的节力原则，避免因用力过度或力度不当，造成腰部软组织的损伤或扭伤。

在流感流行季节，发现周围人群或探望者有呼吸道疾病时，及时向有关人员报告；居室和老人活动区域定期用消毒液擦拭，活动区域和居室每天至少三次通风换气。室内通风是最简便易行的措施，对防治呼吸道传染病有很好的效果，这种措施虽不能杀灭病原体，但能使居室内病原体和病原微生物的数量下降。

服务患有认知障碍的烦躁老人时，先做好评估，安抚老人情绪，加强自我防范意识、避免自己或老人受到伤害。与老人家属发生冲突时，护理员要冷静应对，不要与家属争吵，以倾听为主，并且与家属保持一定的距离，避免和家属发生肢体接触，以免矛盾升级。

养老护理员要做好手卫生工作，手是传播疾病的途径之一，养老护理员要明确洗手的目的，提高对手部卫生观念的认识，保护好老人和自己。

◎案例 2：应对突发事件的养老护理员

朱某是一家养老机构的护理员，工作已经快 10 年了，在这 10 年里她深刻体会到养老护理员的辛劳。家属的不理解、老人的不配合、老人子女对父母的冷漠与关心、家属间的矛盾等，给护理员的护理工作带来了困惑。

顾爷爷长期卧床，鼻饲进食，身体的抵抗力较弱。有一天爷爷的小女儿和外孙女来探望老人，进入居室前小朱发现小女儿把戴的口罩拿了下来，就上前问道："您好！今天你们来看望顾爷爷。您平时不戴口罩今天是不是感冒了，要是感冒了您还是不要拿下口罩。我们这里老人体质差而且人比较多，容易被传染。"顾爷爷小女儿听了不开心了，马上回答道："戴个口罩就是感冒吗？大惊小怪。"爷爷的外孙女轻轻地和她妈妈说："妈，阿姨说得对，你感冒好几天了，这个时候最容易传染他人，外公和这些老人年纪都大了，抵抗力很差的，我们还是把东西放下后马上离开吧！口罩还是不要拿下来了。"小女儿把带来的东西往小朱手里一塞说道："照顾好我父亲。"小朱微笑着说道："您放心，我们会照顾好顾爷爷的。"

我国正处于人口老龄化加速发展时期，养老护理人手上做着最平凡的事情，肩上扛着最沉重的责任，心上装着最可敬的长者，在养老路上奉献着。但作为新时代的养老护理员应与时俱进，及时更新养老护理知识，规范养老护理操作标准化，提升养老护理员的职业满足感和岗位创新的自豪感，把"帮天下儿女尽孝，替世上父母解难，为党和政府分忧"作为养老人的使命和奋斗目标。

REFERENCES

参考文献

[1] 张小燕、王春先主编:《老年护理》(第三版),人民卫生出版社 2014 年版。

[2] 中国就业培训技术指导中心、人力资源和社会保障部社会保障能力建设中心编:《国家职业资格培训教程用于国家职业技能鉴定 养老护理员》,中国劳动社会保障出版社 2013 年版。

后 记

　　有时候时间过得很快，从冬入夏，不过是写一本书的时间；有时候时间又过得很慢，咬文嚼字，一个月也只能修改一个章节的内容。本书概括总结了"上海工匠"黄琴及其护理团队多年一线护理工作中常用操作技能和方法，凝聚了黄琴创新工作室团队的智慧和心血，特别是聚焦和分享了为认知障碍、失能老人照护的经验和体会。

　　此书在各级领导的支持以及各位同仁的共同努力下最终成稿。在此，由衷感谢上海市民政局、上海市社会福利中心等上级领导的关心，感谢养老护理行业专家的指导，以及上海市第三社会福利院养护老人及家属们的支持，感谢在写书过程中默默给予帮助的领导和同事们。

　　2019 年是中华人民共和国成立 70 周年，希望本书能为从事或即将从事养老护理的同仁们提供借鉴和参考，在实际为老人服务的工作中给予一定的帮助，为养老服务行业的发展献一份绵薄之力。

　　养老护理是一门精细的艺术，护理人员需要不断地探索创新，结合全新的理念、专业的方法，用心、用情、用爱为我们的老年人带去温暖与呵护。

2019 年 6 月于上海

图书在版编目(CIP)数据

老年护理指南 / 黄琴著. -- 上海：学林出版社，
2019.8
（上海民政专家系列）
ISBN 978-7-5486-1547-7

Ⅰ. ①老… Ⅱ. ①黄… Ⅲ. ①老年医学－护理学－指
南 Ⅳ. ①R473.59-62

中国版本图书馆 CIP 数据核字(2019)第 141930 号

责任编辑　胡雅君
封面设计　范昊如　夏　雪　李疑飘

上海民政专家系列
老年护理指南
黄　琴　著

出　　　版　**学林出版社**
　　　　　　（200001　上海福建中路 193 号）
发　　　行　上海人民出版社发行中心
　　　　　　（200001　上海福建中路 193 号）
制版印刷　上海商务数码图像技术有限公司
开　　　本　720×1000　1/16
印　　　张　17.5
字　　　数　25 万
版　　　次　2019 年 8 月第 1 版
印　　　次　2019 年 8 月第 1 次印刷
ISBN　978-7-5486-1547-7/C·44
定　　　价　98.00 元